《是真的吗·常见病认知误区》丛书

名医正解
慢性阻塞性肺疾病

主编　李满祥

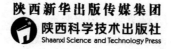

陕西新华出版传媒集团
陕西科学技术出版社
Shaanxi Science and Technology Press

图书在版编目（CIP）数据

名医正解慢性阻塞性肺疾病 / 李满祥主编 .—西安：陕
西科学技术出版社 , 2019.5
（是真的吗·常见病认知误区）
ISBN 978-7-5369-7408-1

Ⅰ . ①名… Ⅱ . ①李… Ⅲ . ①慢性病—阻塞性肺疾病
—防治 Ⅳ . ① R563.9

中国版本图书馆 CIP 数据核字（2018）第 262128 号

名医正解慢性阻塞性肺疾病

李满祥　主编

策　　划	宋宇虎
责任编辑	高　曼　潘晓洁　付　琨
封面设计	曾　珂

出 版 者　陕西新华出版传媒集团　陕西科学技术出版社
西安市曲江新区登高路1388号陕西新华出版传媒产业大厦B座
电话（029）81205187　传真（029）81205155　邮编710061
http://www.snstp.com

发 行 者　陕西新华出版传媒集团　陕西科学技术出版社
电话（029）81205180 81206809

印　　刷	陕西思维印务有限公司
规　　格	787mm×1092mm　16开本
印　　张	6.25
字　　数	80千字
版　　次	2019年5月第1版
	2019年5月第1次印刷
书　　号	ISBN 978-7-5369-7408-1
定　　价	29.80元

《是真的吗·常见病认知误区》丛书

名医正解慢性阻塞性肺疾病

编 委 会

主　　编　李满祥

编　　委　董西林　阳　甜　李　洋

　　　　　李　宏　周　红　李　丹

　　　　　薛　静　任　徽　刘　亚

　　　　　庞亚梅　周　博

主 编 简 介

李满祥，主任医师，教授，博士研究生导师，西安交通大学第一附属医院呼吸与危重症医学科主任。国家自然科学基金委员会评审专家；国家留学基金评审专家；中华医学会呼吸病学分会肺栓塞与肺血管病学组委员，中国老年医学会医院感染控制分会委员；中西医结合学会呼吸病专业委员会委员；中国医师协会呼吸医师分会委员；陕西省保健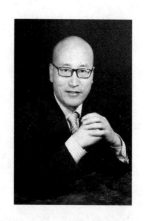协会呼吸病专业委员会主任委员，陕西省医师协会呼吸医师分会副主任委员。

曾在美国学习工作数年，2009年被聘为西安交通大学"腾飞人才特聘教授"。具有丰富的临床经验及扎实的理论基础。近年来的研究重点集中在肺动脉高压的发病机制及干预研究，支气管哮喘、慢性阻塞性肺疾病气道炎症及气道重塑的分子机制及干预研究领域。担任多种国内外杂志编委及审稿专家，在国内外杂志发表论文170余篇，其中SCI收录90余篇，主编、参编专著10部；主持及参与国内外研究课题20余项，获各种奖项9次。

前　言

　　慢性阻塞性肺疾病（简称慢阻肺）是一种常见的慢性气道炎症性疾病。王辰院士的最新研究提示，我国 40 岁人群中慢阻肺的发病率为 13.7%，据此推算，我国有慢阻肺患者近 1 亿人。慢阻肺已成为严重危害我国人民群众健康的公共卫生问题，给国家及患者家庭带来了巨大的经济负担。

　　慢阻肺的发生与吸烟及空气污染等危险因素有密切的关系，肺功能检查是诊断慢阻肺的关键方法。慢阻肺可导致多种肺外临床表现。目前慢阻肺尚不能完全根治，但早期诊断、早期干预慢阻肺对于保护患者肺功能、延缓疾病进展具有重要的作用。在临床实践中，我们发现慢阻肺患者及其家属对慢阻肺认知不足，甚至有很多错误的认识，导致患者不能积极地配合医务工作者对疾病进行及时的诊断、治疗及必要的观察随访，影响了疾病的治疗效果。鉴于此，我们就临床工作中常见的有关慢阻肺的认知误区进行汇总分析，以问答的形式传递给患者及家属，使患者及家属能了解、熟悉慢阻肺的科普知识，提高患者对治疗的依从性，提高治疗效果，缓解患者的病痛。

编者

2018 年 10 月

目　录

1. 一般人不会得慢性阻塞性肺疾病

❓认知误区

很多人没有听说过慢性阻塞性肺疾病这个疾病名称，所以认为该疾病一定不属于常见病，普通人应该不会得这种病。

正解与忠告

慢性阻塞性肺疾病是世界第三大致死性疾病，是我国常见的慢性疾病之一。根据我国王辰院士最新中国慢性阻塞性肺疾病大规模流行病学调查结果显示，20岁以上人口慢性阻塞性肺疾病患病率为8.6%，中国慢性阻塞性肺疾病患者数量接近1亿。但目前的情况是，受访者慢性阻塞性肺疾病知晓率低于10%，接受过肺功能检查者不足10%，不足3%的人知道自己患有慢性阻塞性肺疾病。60%慢性阻塞性肺疾病患者无临床症状。吸烟和空气污染是慢性阻塞性肺疾病最主要的危险因素。其实，慢性阻塞性肺疾病发病率很高，但知晓率却很低，诊断慢性阻塞性肺疾病的肺功能检查并没有像测血压一样深入人心及普及。

2. 吸烟并不会引起慢性阻塞性肺疾病

❓认知误区

很多人整天烟不离手，甚至一辈子吸烟，身体依然很健康，所以吸烟并不会引起慢性阻塞性肺疾病。

正解与忠告

吸烟是公认的慢性阻塞性肺疾病最主要的危险因素，烟草烟雾中的多种成分可通过多种方式损伤肺脏。吸烟导致慢性阻塞性肺疾病的机制主要包括：

（1）影响呼吸系统的防御功能　被吸入的烟草烟雾一方面干扰黏液纤毛运载系统，降低气道对黏液的清除能力；另一方面破坏上皮细胞屏障，促进局部的炎症反应。

（2）氧化应激　烟草烟雾中含有大量的活性氧，可损伤呼吸道和肺泡上皮细胞。

（3）蛋白酶－抗蛋白酶失衡　吸烟可以造成蛋白酶－抗蛋白酶失衡，使肺脏弹力蛋白降解增加，导致肺结构破坏和肺气肿的形成。

（4）对烟草烟雾的遗传易感性　遗传因素可影响烟草烟雾对肺部的损伤效应。

（5）其他　DNA 合成物苯并芘通过影响 DNA 而参与慢性阻塞性肺疾病的形成。

吸烟的人即使得了慢性阻塞性肺疾病，尽早戒烟也可以延缓慢性阻塞性肺疾病的进展。所以，劝诫吸烟的人一定要尽早戒烟。

（误）3. 不吸烟就不会得慢性阻塞性肺疾病

认知误区

吸烟是引起慢性阻塞性肺疾病的主要原因，如果不吸烟就不会患慢性阻塞性肺疾病。

正解与忠告

　　吸烟是目前最常见的导致慢性阻塞性肺疾病的危险因素，与不吸烟者相比，吸烟者的肺功能下降更快。但是，并非不吸烟者与慢性阻塞性肺疾病就"不沾边"。因为，环境污染也是导致慢性阻塞性肺疾病的重要危险因素。另外，慢性阻塞性肺疾病的发生与个体因素也有关，如先天性 $\alpha 1$- 抗胰蛋白酶缺乏者易患慢性阻塞性肺疾病，出生时低体重、幼年时呼吸道感染等可能对肺的结构和功能产生长期不良影响，这些都会增加患慢性阻塞性肺疾病的概率。研究表明，社会经济地位、年龄、营养状况等因素也与慢性阻塞性肺疾病的发生发展有一定的相关性。另外，长期被动吸烟的人，也易患慢性阻塞性肺疾病。所以，戒烟也是社会公共卫生问题。

误 4. 不用过于重视气急症状

认知误区

　　身体衰老、躯体不适等均会引起气急，所以不用着急去医院就诊，可以等等再说。

正解与忠告

　　气急症早期仅于活动后出现，常常被误认为是身体不适、衰老或缺乏锻炼的表现，殊不知气急症如伴有咳嗽、咳痰就已经预示着肺可能出现了异常。因此，气急不能忽视，要及时就诊，排除慢性阻塞性肺疾病。

包括慢性支气管炎和肺气肿在内的慢阻肺患者，疾病初期可能没有症状，随着时间的延长，慢慢地会出现咳嗽、咳痰，这些症状常常先于气流受限出现并持续多年，但常常被患者忽视或低估，被认为是由于衰老或缺乏锻炼所致。随着气流受限的加重，患者会逐渐出现气急，这样的变化一直默默地进行着。当气急症状变得明显，觉得该去就诊的时候，疾病也已经达到中度或重度的阶段了。此时，小支气管和肺泡已经有了一定程度的破坏，肺功能也下降了很多。最重要的是，这些变化一旦产生，便无法恢复正常。

误 5. 烟龄长的患者戒烟后会出现咳嗽、胸闷等慢阻肺症状，所以不能戒烟

？认知误区

长期吸烟的烟民身体已经适应了烟草，戒烟反而会出现很多不适症状，仿佛得了慢阻肺，所以烟民不能戒烟。

A⁺ 正解与忠告

烟民往往有烟瘾，这主要是尼古丁长期作用的结果。血液中尼古丁达到一定浓度，反复刺激大脑并使各器官对尼古丁产生依赖性，若停止吸烟，会出现所谓的"戒断症状"，即渴望吸烟、烦躁不安、抑郁、紧张、易怒、萎靡不振、注意力不能集中、睡眠障碍等。吸烟能使支气管上皮纤毛变短、不规则，纤毛运动障碍，降低局部抵抗力，削弱肺泡吞噬细胞的吞噬、灭菌作用，引起支气管痉挛，增

加气道阻力。

吸烟者肺功能的异常率较高，FEV1 的年下降率较快。有资料表明，在非吸烟者中，成年人 FEV1 每年平均下降速率是 20~30 mL；在大多数吸烟者中，年平均下降速率增加到 30~45 mL；在易患慢性阻塞性肺疾病的吸烟者中，年下降速率可达 80~100 mL。

若早期戒烟，可以明显延缓肺功能的下降速度，减少慢性阻塞性肺疾病的发病率，使吸烟者发病危险降低至近似于不吸烟者的水平。所以，戒烟后出现的尼古丁戒断症状和吸烟导致的慢阻肺症状不是一回事。

吸烟者慢性阻塞性肺疾病发病率明显高于不吸烟者，而且吸烟的种类和开始吸烟的年龄对慢性阻塞性肺疾病发病率有明显影响，因此应该尽早戒烟。

误 6. 慢性阻塞性肺疾病与呼吸道感染无关

❓ 认知误区

长期的咳嗽、咳痰是慢性阻塞性肺疾病的临床症状，与呼吸道细菌及病毒感染没有关系。

正解与忠告

呼吸道感染是慢性阻塞性肺疾病发病和急性加重的一个重要因素。有证据表明，潜在的腺病毒感染或细菌感染可能与慢性阻塞性肺疾病的发病有关系；儿童时期下呼吸道感染是以后形成慢性阻塞性肺疾病的独立危险因素之一。英国有一项对 618 例 70 岁以上人群的调查发现，2 岁以前曾患呼吸道感染与成年后慢性阻塞性肺疾病的发生有因果关系。另外，呼吸道细菌及病毒感染是最常见的慢性阻塞性肺疾病急性加重的诱因。

因此，预防并及时治疗各种类型的呼吸道感染，对于预防慢阻肺的发生及病情加重具有重要的临床意义。

误 7. 慢性阻塞性肺疾病不可预防

？ 认知误区

慢性阻塞性肺疾病是无法预防的疾病，患病后也无法控制疾病进展。

正解与忠告

临床流行病学的研究证据表明，慢性阻塞性肺疾病是可以预防的。只要避免长期暴露于常见的危险因素环境中，就可以保持健康的肺功能水平，预防慢阻肺的发生。吸烟和空气污染是导致慢阻肺的重要危险因素，如果戒烟及时，慢阻肺的发生率可以减少 80%~90%。这就意味着，大力提倡戒烟、改善工业污染、改善居住环境、加强通风、使用污染少的燃料就可以降低慢阻肺的发病率。也就是说，如果患者得了慢性阻塞性肺疾病，通过适度锻炼、提高抵抗力、接种疫苗、规律的药物治疗等多种方法，可以有效地预防慢阻肺的急性加重。

8. 慢阻肺是一种老年人得的病，年轻人不会得这种病

认知误区

老年人中出现咳嗽、咳痰、气喘等症状的较多，所以只有老年患者才会患慢性阻塞性肺疾病，年轻人并不会患该病。

正解与忠告

慢性阻塞性肺疾病是一种常见的慢性呼吸系统疾病，患病人数多，病死率高，严重影响患者的劳动能力和生活质量。近年来，慢性阻塞性肺疾病的发病率与死亡率在世界上仍呈上升趋势，但广大民众对该病的危害性却缺乏应有的关注与重视。由于世界各地人群特征和暴露因素不同，加之对慢性阻塞性肺疾病定义的理解和流行病学调查方法存在差异，目前各地的该病流行病学结果不尽一致。

2018 年 4 月 10 日，王辰院士带领我国学者完成的大规模人群研究——"中国成人肺部健康研究"揭示了我国慢性阻塞性肺疾病的流行状况，首次明确我国 40 岁以上人群中慢阻肺的患病率为 13.7%，患者总人数约 1 亿。该病已经成为与高血压、糖尿病"等量齐观"的慢性疾病，构成重大疾病负担。

虽然慢性阻塞性肺疾病的患者以老年吸烟者为多，但是近年来其发病呈现出低龄化的趋势。一项覆盖 6 个城市的慢性阻塞性肺疾病患者随机抽样调查结果显示，慢性阻塞性肺疾病患者以男性居多，发病出现低龄化现象，9% 的被调查患者反映，其初次确诊的年龄

小于 40 岁。

慢性阻塞性肺疾病的发病与多种因素有关,如吸烟和被动吸烟、环境污染、个体因素等。受一些影视作品中吸烟画面和成人吸烟的不良影响,很多青年人都有吸烟嗜好。另外,随着社会的工业化发展,刺激性烟雾和粉尘越来越多,其对人体呼吸道的慢性刺激可以诱发慢性阻塞性肺疾病,使慢性阻塞性肺疾病的发病年龄提前。而室内环境污染,如某些家居装修材料会释放有害气体,或烹饪时产生的油烟也是导致慢性阻塞性肺疾病呈现低龄化趋势的重要危险因素。

误 9. 慢性阻塞性肺疾病并不是遗传性疾病

？ 认知误区

慢性阻塞性肺疾病并不像高血压等疾病一样具有遗传性,所以如果直系亲属患有慢性阻塞性肺疾病,其后代一定不会患有该疾病。

A+ 正解 与 忠告

慢性阻塞性肺疾病的发生与遗传基因有一定的关系。慢性阻塞性肺疾病属于多基因遗传疾病,也就是说,它的发生是由多种基因遗传因素共同控制的。目前已确定的慢性阻塞性肺疾病的遗传分子包括蛋白酶与抗蛋白酶、氧化和抗氧化、炎症反应、气道高反应性和主动防御机制等基因。正因为慢性阻塞性肺疾病在某种程度上受遗传因素的影响,所以说该病存在家族遗传性,慢性阻塞性肺疾病患者的亲属患该病的概率明显高于普通人群。一般来说,如果父母的肺功能水平都很低，其子女的肺功能水平也较低的概率达37%；而对于同卵双胞胎来说，表现得就更加明显了。所以慢性阻塞性肺疾病与遗传因素有一定关系。慢阻肺是一种内因（遗传背景）和外因（吸烟、空气污染等危险因素）相互作用导致的疾病。

误 10. 空气污染与慢性阻塞性肺疾病无关

认知误区

吸烟是引起慢性阻塞性肺疾病发病的唯一因素，空气污染并不会引起该疾病。

正解与忠告

慢性阻塞性肺疾病是一种发病原因十分复杂的疾病，受基因、年龄、性别、肺脏的生长发育等个体易感因素和环境因素的共同影响。吸烟和生物质燃料燃烧等被认为是引起慢性阻塞性肺疾病最重要的病因，而空气污染是暴露范围最广、持续时间最长、影响人群最多的健康影响因素，其对人群健康的影响包括短期的急性效应和长期的慢性效应。

目前，已经有越来越多的证据显示，大气污染可能是慢性阻塞性肺疾病的独立危险因素，其对肺脏的发育、呼吸道症状的加重到气流受限，以及慢性阻塞性肺疾病病程中的重要事件（急性加重及死亡）均会产生影响，关于发病机制仍在进一步的研究探索中。所以，空气污染与慢阻肺有关。

误 11. 慢性阻塞性肺疾病只在冬季发作

? 认知误区

冬季以及气候变化时，咳嗽人群数量明显增多，因此慢性阻塞性肺疾病只在冬季发作，其他季节并不会发作。

A+ 正解与忠告

顾名思义，慢性阻塞性肺疾病是一种慢性疾病，临床中把慢性阻塞性肺疾病分为稳定期和急性加重期。患者在病程中的大多数时间处于稳定期，但在某些诱发因素的作用下，疾病可以突然加重，表现为咳嗽、气短加重，痰量增多，这种情况称为慢阻肺急性加重。慢阻肺急性加重常见的诱因是呼吸道感染，主要发生在寒冷的冬季，因为冬季患者容易受凉感冒，诱发细菌感染。除此之外，季节变换时、空气污染突然加重、突然停止药物治疗、某些急性疾病的发生（心衰、肺栓塞等）均可诱发慢阻肺急性加重。所以说，慢阻肺在一年四季均有可能发病。

误 12. 女性不会患慢性阻塞性肺疾病

? 认知误区

男性吸烟者较多，女性基本上不吸烟，因此女性不会患慢性阻塞性肺疾病。

正解与忠告

从目前的调查结果来看，男性慢性阻塞性肺疾病患病率明显高于女性。近日，由王辰院士领衔的医学团队在国际医学顶尖杂志上发表了一项慢性阻塞性肺疾病的大规模流行病学研究。研究结果显示，吸烟是慢性阻塞性肺疾病的重要危险因素，其中男性吸烟率高达59.5%，是女性吸烟率的21.3倍；但是相对而言，男性患病率仅为女性患病率的2倍左右。室内被动吸烟是女性慢性阻塞性肺疾病患者的重要危险因素，该研究显示女性室内被动吸烟率为56.5%，而男性仅为35.2%。此外，室内生物燃料的使用对于女性而言影响尤为重要。室内生物燃料接触指的是长时间使用煤、木材，以及动物及植物废料作为燃料供做饭及取暖。研究显示，生物燃料是慢性阻塞性肺疾病的危险因素。

除此之外，女性慢性阻塞性肺疾病的漏诊率也较男性更高，比如很多女性自己不吸烟，但是长期接触二手烟，使得患者一般不容易将症状与慢性阻塞性肺疾病联系起来。

所以，女性虽然慢阻肺的发病率低，但不等于说不会得慢阻肺。

（误）13. 没有明显气短症状就不需要做肺功能检查

认知误区

只有气短症状很明显时才能确诊为慢性阻塞性肺疾病，因此，如果气短症状不明显，就说明没有得慢性阻塞性肺疾病，也就不需要去医院做肺功能检查。

正解与忠告

肺功能检查是呼吸系统疾病的必要检查之一，主要用于检测呼吸道的通畅程度、肺容量的大小，对于早期检出肺、气道病变，评估疾病的病情严重程度及预后，评定药物或其他治疗方法的疗效，鉴别呼吸困难的原因，诊断病变部位、评估肺功能对手术的耐受力等方面有重要的临床价值。

多部国际性指南对慢性阻塞性肺疾病的诊断和治疗给予了专业推荐，肯定了肺功能检查在慢性阻塞性肺疾病诊治过程中的关键地位。但是，肺功能检查率低下是全球性问题。

在我国，肺功能检查率低下会带来更加严重的后果，其直接后果是大量慢性阻塞性肺疾病患者因此被漏诊。大量早期慢性阻塞性肺疾病患者因症状不明显，未曾接受肺功能检查，在肺功能受损尚不严重的炎症早期错过了诊断和干预时机。而中重度肺功能受限的患者，由于症状明显，肺功能检查率提高，慢性阻塞性肺疾病诊断率提高，但往往药物治疗效果不显著。

我国已有大规模临床研究证实，在早期肺功能受损程度较低的患者中进行药物干预，可以延缓肺功能下降。所以我们一定要像量血压一样定期进行肺功能检查，以便早期发现慢阻肺，早期干预。

误 14. 戒烟对慢性阻塞性肺疾病患者并没有用

认知误区

长期吸烟的慢性阻塞性肺疾病患者肺功能早已下降，病程已经持续进展，因此戒烟对慢性阻塞性肺疾病患者并没有什么用处，所以也不用戒烟了。

A+ 正解与忠告

烟雾中含有多种有害物质，其中主要有焦油、一氧化碳、一氧化氮、氰氢酸、丙烯醛和尼古丁6种。这些物质能使支气管上皮纤毛变短、不规则，纤毛运动发生障碍，降低局部抵抗力，削弱肺泡吞噬细胞的吞噬、灭菌作用，容易导致病菌侵入引起感染；能引起支气管痉挛，增加气道阻力。吸烟者死于慢阻肺的人数较非吸烟者为多。此外，被动吸烟也可能导致呼吸道症状以及慢阻肺的发生。

2018年版的GOLD指南明确指出，戒烟最能影响慢性阻塞性肺疾病的自然病程，是所有吸烟的慢性阻塞性肺疾病患者的关键干预手段，应建议慢性阻塞性肺疾病患者戒烟并给予帮助。2016年Cochrane系统评价认为，戒烟是唯一能减缓慢性阻塞性肺疾病患者肺功能加速下降的干预措施。戒烟可以减慢慢性阻塞性肺疾病患者肺功能下降的速率，延缓病变进展，从根本上改变慢性阻塞性肺疾病的自然病程，避免严重或致死性慢性阻塞性肺疾病的发生。所以，无论什么时候开始戒烟都不算迟！

误 15.慢阻肺患者反复咳嗽、咳痰往往是普通感冒

? 认知误区

当出现反复咳嗽、咳痰、气急等症状时，很多患者认为自己是

反复的普通感冒，并不太重视。

正解与忠告

公众对慢性阻塞性肺疾病的相关知识知晓率很低，并不了解慢性阻塞性肺疾病是什么，也不清楚该病的主要症状、病因、病程和防治等，而且对致死率如此高的疾病并未引起足够重视。当患者出现反复咳嗽、咳痰、气急等症状时，这些都被误认为是自身抵抗力低导致的普通感冒反复发生。

实际情况并非如此。慢性阻塞性肺疾病是一种以持续气流受限为特征的可以预防和治疗的疾病，其气流受限多呈进行性发展，一方面跟吸入的烟草烟雾和有害气体等有关；另一方面跟长期慢性炎症有关。各种外界致病因素在易患个体中共同作用，导致其气道、肺实质和肺血管的慢性炎症，这是慢性阻塞性肺疾病发病的关键机制。

慢性阻塞性肺疾病根据其严重程度可以分为 5 个级别：

0 级：高危状态，以慢性咳嗽、咳痰为特征，肺功能仍然正常。

Ⅰ 级：轻度慢性阻塞性肺疾病，以轻度气流受限为特征。患者通常但不是所有都有慢性咳嗽、咳痰的症状。在这个阶段，患者可能都没有察觉到他们的肺功能有异常。

Ⅱ 级：中度慢性阻塞性肺疾病，以加重的气流受限和活动后气急症状进展为特征。本阶段时，患者通常开始因为他们的呼吸困难或一次急性发作而寻求医疗帮助。

Ⅲ 级：重度慢性阻塞性肺疾病，以进一步加重的气流受限为特征。气急加重，反复急性发作使患者的生活质量受到影响。

Ⅳ级：极重度慢性阻塞性肺疾病，以严重的气流受限或慢性呼吸衰竭为特征。在这个阶段，患者生活质量受到相当大的影响，这时的急性发作可能威胁到生命。

普通感冒有时只是慢性阻塞性肺疾病加重的一个诱因，所以慢阻肺患者反复病情加重不能误认为是感冒反复发生，应足够重视，并及时就医。

（误） 16.戒烟后就不会得慢阻肺了

？ 认知误区·

慢性阻塞性肺疾病很常见，很多人认为该病就是由吸烟引起的，把烟戒了就不会得了。

A+ 正解 与 忠告·

引起慢性阻塞性肺疾病的原因比较复杂，吸烟（包括主动吸烟和被动吸烟）是造成慢性阻塞性肺疾病的主要病因。烟草消费的增加，女性烟民队伍的扩容，使慢性阻塞性肺疾病发病率居高不下。加之工业化粉尘和化学物质污染，城市中阴霾天气日益增多，新型病毒（甲流、禽流感）、超级细菌感染等都在损害我们的呼吸系统。

在慢性阻塞性肺疾病的发病机制中，中性粒细胞、肺泡巨噬细胞、淋巴细胞等多种炎性细胞通过释放多种生物活性物质，同时各种细胞因子、白三烯、细胞黏附分子、基质金属蛋白酶及巨噬细胞炎性蛋白等通过不同环节促进慢性炎症发生。其中，肺部的蛋白酶和抗蛋白酶失衡、氧化与抗氧化失衡在慢性阻塞性肺疾病发病机制中起重要作用。

因此，吸烟并不是慢阻肺发生的唯一因素。如果吸烟累积到一定的程度，即使戒烟也会发生慢阻肺。

误 17. 经常咳嗽、咳痰一定是慢性阻塞性肺疾病

? 认知误区

每次受凉后长时间咳嗽、咳痰，用药后减轻，停药后又加重，反复发作，一定是得了慢性阻塞性肺疾病。

A+ 正解与忠告

慢性阻塞性肺疾病患者常有以下症状：

（1）咳嗽　长期、反复、逐渐加重的咳嗽是本病的突出表现，在急性发作期咳嗽更为严重，也有少数病例虽有明显气流受限但无咳嗽症状。

（2）咳痰　咳嗽后通常会咳出少量灰白色黏液痰，合并感染时痰量增多，常有脓性痰。少数病例咳嗽不伴咳痰。

（3）气短或呼吸困难　气流受限是慢阻肺的标志性症状，是患者焦虑不安的主要原因，早期仅于劳力时出现，后逐渐加重，以致日常活动甚至休息时也感觉气短。

（4）喘息和胸闷　喘息和胸闷不是慢阻肺的特异性症状。部分患者特别是重度患者有喘息，胸部紧闷感通常于劳力后发生，与呼

吸费力、肋间肌收缩有关。

（5）其他症状 晚期患者常有体重下降、食欲减退、精神抑郁和（或）焦虑等，合并感染时可咯血痰或咯血。

每年咳嗽、咳痰3个月以上并连续2年，排除其他慢性咳嗽的已知原因后，可以诊断为慢性支气管炎；当慢性支气管炎患者肺功能检查出现持续气流受限时，才能诊断为慢性阻塞性肺疾病。

肺功能检查是判断持续气流受限的主要客观指标，使用支气管扩张剂后，$FEV1/FVC < 0.70$ 可确定为持续气流受限。依据 $FEV1$ 下降程度再进行气流受限的严重程度分级，GOLD 1级即肺功能分级为轻度：$FEV1\% \geq 80\%$；GOLD 2级即肺功能分级为中度：$50\% \leq FEV1\% < 80\%$；GOLD 3级即肺功能分级为重度：$30\% \leq FEV1\% < 50\%$；GOLD 4级即肺功能分级为极重度：$FEV1\% < 30\%$。

因此，反复咳嗽、咳痰的患者需根据肺功能检查判断是否患有早期慢性阻塞性肺疾病，而不应妄自评断。

（误）18. 从来没有任何咳嗽、咳痰症状，不会患慢性阻塞性肺疾病

？认知误区

慢性阻塞性肺疾病的主要临床表现是反复咳嗽、咳痰。所以，从不咳嗽、咳痰，没有任何症状的人一定没有罹患慢性阻塞性肺疾病，因此不用担心。

正解与忠告

慢性咳嗽、咳痰通常为慢性阻塞性肺疾病的首发症状。起初咳嗽呈间歇性，晨间咳嗽明显，夜间有阵咳或排痰，咳嗽后通常咳少量黏液性痰，一般为白色黏液或浆液性泡沫痰。清晨排痰较多，急性发作期痰量增多，可有脓性痰。

然而，"不动声色的隐形杀手"是对慢性阻塞性肺疾病非常形象的比喻。从实际调查来看，患有慢性阻塞性肺疾病的人群中有64.5%出现咳嗽、咳痰等呼吸道的症状；还有1/3的人群没有症状，但是他们已经出现了肺部的功能性改变甚至结构破坏，说明慢性阻塞性肺疾病病情正在不断加剧。

中国工程院院士、国家呼吸系统疾病临床医学研究中心主任钟南山教授曾表示："慢性阻塞性肺疾病从发病到形成、出现明显的症状一般要经过5~10年，这期间病情一直是'不动声色'的，而等5年、10年之后，慢性阻塞性肺疾病就会露出狰狞的面孔。"也就是说，在慢性阻塞性肺疾病的发病早期，患者常无任何症状。

我国40岁以上人群慢性阻塞性肺疾病的患病率达13.7%，相当一部分慢性阻塞性肺疾病患者属于早期患者，其中35%的患者无症状。流行病学研究显示，GOLD 1级和2级的患者无咳嗽、咳痰、喘息、呼吸困难中任何症状，比例分别为52.6%和35.5%。

(误) 19. 反复咳嗽、咳痰，但没有气短，不会是慢性阻塞性肺疾病

? 认知误区

慢性阻塞性肺疾病以持续气流受限为特征，因此，反复发作咳嗽、咳痰，但没有气短，一定不会是慢性阻塞性肺疾病。

 正解与忠告

气流受限，通俗来讲，就是由于气道壁结构重塑所导致的官腔变小、变窄，外面的气进不去，里面的气出不来，导致血气成分变化的现象。打比方来说，气管不管是大气管还是小气管，都是管道结构，气在管道里面流动，外面的气进去把氧气输送给肺泡，进而输送到血液当中供人体利用；同时，机体产生的二氧化碳从血液排到肺泡里面，然后借助呼气的过程把这些废气再排出去。如果出现气流受限，就像粗管道由于各种各样的原因变细了，这时候外面的气就不容易进去，而里面的气同样不容易出去，就会引起氧气浓度偏低或者二氧化碳浓度偏高，导致一些相关的血气成分发生变化。

气短是慢性阻塞性肺疾病的标志性症状，早期在较剧烈活动时出现，后逐渐加重，在日常活动甚至休息时也感到气短。典型的慢性阻塞性肺疾病在临床上多表现有明显的呼吸系统症状，如咳嗽、咳痰、气短等，甚至出现呼吸衰竭。但早期慢性阻塞性肺疾病患者并非均会出现典型的临床症状。

早期慢性阻塞性肺疾病是指疾病的早期，Rennard 和 Drummomd 教授将其定义为"慢性阻塞性肺疾病自然病程的初期，即疾病发生

之前或疾病尚未产生全部临床影响的时期"。由于病情较轻和疾病进展缓慢，早期慢性阻塞性肺疾病患者的呼吸系统症状可能并不明显，无明显气短出现。此外，患者可能无意识地进行自我保护调节，如通过减少活动量来避免气短的发生。因此，已经出现气流受限的早期慢性阻塞性肺疾病患者可能并不出现气短现象。

（误）20. 只有气短，没有咳嗽、咳痰，就不是慢性阻塞性肺疾病

认知误区

如果患者只有不同程度的气短，而没有明显的反复咳嗽、咳痰，就不能诊断为慢性阻塞性肺疾病。

正解与忠告

具有以下特点的患者应该考虑慢性阻塞性肺疾病：慢性咳嗽、咳痰、进行性加重的呼吸困难、有慢性阻塞性肺疾病危险因素的接触史（即使无呼吸困难症状）。确诊需要进行肺功能检查，使用支气管扩张剂后 FEV1/FVC < 70% 可以确认存在不可逆的气流受阻。根据 FEV1 占预计值的百分比进行功能分级。

但慢性阻塞性肺疾病也会有不典型的临床表现，有的患者只有不同程度的气短，但咳嗽、咳痰并不十分明显，但也要进行肺功能检查以明确有无慢性阻塞性肺疾病。当然，引起气短的疾病很多，也需排除其他的肺脏及心脏疾病。

(误) 21. 慢性阻塞性肺疾病患者终生都会咳嗽、咳痰

认知误区

咳嗽、咳痰是慢性阻塞性肺疾病的主要表现，一旦被诊断为慢性阻塞性肺疾病就意味着终身咳嗽、咳痰，无法缓解。

正解与忠告

慢性阻塞性肺疾病会出现长期反复的咳嗽、咳痰，而且会越来越重，起初咳嗽呈间歇性，早晨较重，以后早晚均有咳嗽。

但由于疾病的严重程度及所处的阶段不同，咳嗽、咳痰并非持续存在。重症患者四季均咳，冬春加重；轻症患者仅在冬春季节发病，夏秋季节咳嗽减轻或消失。稳定期患者的咳嗽、咳痰症状稳定或消失，急性加重期则出现咳嗽、咳痰加重。所以，并非所有慢性阻塞性肺疾病患者持续存在咳嗽、咳痰。

(误) 22. 慢阻肺患者一旦出现咳嗽增加，就意味着急性加重

认知误区

慢性阻塞性肺疾病患者平素处于稳定期，受凉后出现咳嗽、咳痰增加，一定是发生了慢性阻塞性肺疾病的急性加重。

正解与忠告·

慢性阻塞性肺疾病病程可以分为稳定期和急性加重期。急性加重期是指在疾病发展过程中，短期内咳嗽、咳痰、呼吸困难等症状比平时加重，或痰液量增多，或咳黄痰，可伴发热。

但引起咳嗽的原因很多，慢性阻塞性肺疾病患者在遭遇感冒后出现急性上呼吸道感染也会有咳嗽、咳痰增加，并非一定是急性加重。但咳嗽、咳痰和呼吸困难等症状加重明显，出现痰的性状由白色变为黄色脓性痰时，需警惕慢性阻塞性肺疾病的急性加重。

误 23. 查体双肺未闻及干性啰音，就不会存在慢阻肺急性加重

认知误区·

慢性阻塞性肺疾病急性发作时会有咳嗽、咳痰增多，查体时可闻及双肺干性啰音，如果双肺未闻及干性啰音，提示并非慢性阻塞性肺疾病急性加重。

正解与忠告·

慢性阻塞性肺疾病急性加重是根据患者症状的变化来判断，并非根据体征诊断。由于持续存在的气流受限，慢性阻塞性肺疾病患者双肺呼吸音减低，呼气相延长，部分出现明显喘息症状的患者肺部可闻及干性啰音，但并不是所有急性加重患者都会出现干性啰音。所以，并不能因为未闻及干性啰音就否定慢阻肺急性加重，应做其

他检查已明确诊断。

24. 有长期吸烟史的老年患者出现咳嗽、咳痰、气短，一定是得了慢阻肺

❓ 认知误区

长期大量吸烟是慢性阻塞性肺疾病的高危因素，因此，存在这类高危因素的老年患者一旦出现咳嗽、咳痰及气短，一定是慢性阻塞性肺疾病。

A⁺ 正解与忠告

长期大量吸烟是慢性阻塞性肺疾病的高危因素，这类患者如果出现慢性咳嗽、咳痰并伴有活动后气短时，需首先考虑是否存在慢性阻塞性肺疾病，此时应完善胸部影像学及肺功能检查以明确诊断。

但是，这类老年患者出现咳嗽、咳痰及气短时，除了慢阻肺还需警惕是否存在其他疾病，如左心功能不全、支气管扩张、支气管哮喘甚至肺癌、肺结核等。因此，需详细询问患者既往有无心脏基础疾病及结构性肺病，有无夜间阵发性呼吸困难、咳粉红色泡沫样痰、慢性咳嗽、咳大量脓性痰甚至咯血等相关症状，及时完善心功能指标、心动超声、胸部影像学、肺功能检查（包含支气管舒张及支气管激发试验）、一氧化氮呼气试验等检查以便鉴别。

(误) 25. 慢性阻塞性肺疾病早期没有好的发现手段

 认知误区

　　慢性阻塞性肺疾病早期临床症状不明显，也没有好的发现手段，很容易漏诊，等发现就晚了。

正解与忠告

　　肺功能检测被认为是上帝送给呼吸科医生的"礼物"，不但因为其检测方法简单，患者易于接受，还因为它是早期诊断慢性阻塞性肺疾病的"金标准"。由于中国人没有定期进行肺功能检测的习惯，对慢性阻塞性肺疾病缺乏一定的了解，出现症状时往往认为是由于自己上了年纪或者是普通感冒咳嗽所致，等到被确诊为慢性阻塞性肺疾病时，大部分患者病情已进展到中晚期，治疗费用和住院率也因此直线上升。

　　肺功能检测的项目较多，主要包括通气功能和换气功能的检测，但是检测方法很简单，只需检测者对着特定的机器用力呼口气即可。检测结果以第 1 秒用力呼气量（FEV1）与用力肺活量（FVC）的比值来进行判定。如果检测者舒张试验后 FEV1 与 FVC 的比值小于 0.7，即可作为诊断早期慢性阻塞性肺疾病的有力依据。

　　肺功能检测结果是医生了解患者的肺功能情况、调整治疗方案及评价患者能否耐受手术的重要依据。普通人群应该定期进行肺功能检测。对于吸烟者来说，每年一次的肺功能检测必不可少。2010年 10 月 14 日是在世界卫生组织（WHO）倡导下的首个"世界肺功能日"，无创、适合大规模普查的检查手段逐渐被人们和医生重视，以期早期发现慢性阻塞性肺疾病等呼吸系统疾病。

(误) 26. 肺功能测定就是测肺活量

 认知误区

测肺功能与测肺活量都是用力吹气，本质上差不多。

正解与忠告

肺功能检查主要包括通气功能检查、弥散功能检查、支气管舒张试验、支气管激发试验等，而肺活量只是其中的一个指标。不同的疾病需要采集不同的肺功能指标。

简单地说，40 岁以上人群最好在常规体检中加上肺功能检查项目。肺功能检查主要有如下意义：①早期检出呼吸系统疾病，如慢性阻塞性肺疾病、支气管哮喘、肺间质纤维化等；②鉴别呼吸困难的原因，判断气道阻塞的部位；③评估肺部疾病的病情严重程度；④评估外科手术（特别是胸部手术）耐受力及术后发生并发症的可能性。长期吸烟的人也应定期做肺功能检查，以便观察肺功能受损的情况，有助于明确慢阻肺的严重程度，并依据疾病严重程度制订相应的治疗方案。

误 27. 无明显症状的长期抽烟者不需要做肺功能检查

? 认知误区

　　长期抽烟的患者如果没有咳嗽、咳痰、气短等症状，就不需要做肺功能检查。

正解与忠告

　　临床上很多患者来做肺功能检查时都很困惑：我平时都没有活动后胸闷气急的现象，说明我肺功能肯定是正常的，不需要做。但往往做出来的结果都显示，肺功能已经有不同程度的肺通气功能障碍。其实，由于疾病的早期症状不典型或机体耐受等因素，患者不易察觉，因此肺功能测定是非常有必要的。尤其是对于长期吸烟的人来说，体检中最需要的就是肺功能检查和胸部影像学检查。因为大家都知道，吸烟对人体的肺部是有很大影响的，所以吸烟者对自身肺部的健康状态尤其要多多关注。

误 28. 胸部 CT 发现肺大疱说明患上慢阻肺了

? 认知误区

　　在例行体检时，胸部 CT 发现肺部有肺大疱形成，意味着已经患有慢性阻塞性肺疾病了。

正解与忠告

肺大疱是指由于各种原因导致肺泡腔内压力升高，肺泡壁破裂并互相融合，在肺组织形成的含气囊腔。肺大疱分为先天性和后天性两种。先天性肺大疱多见于小儿，因先天性支气管发育异常，黏膜皱襞呈瓣膜状，软骨发育不良，引起活瓣作用所致。后天性多见于成人尤其是老年人，常伴慢性支气管炎和肺气肿。

肺大疱的形成并不能说明一定出现了慢性阻塞性肺病，因为肺大疱为肺结构的改变，常常提示合并慢性支气管炎和肺气肿，但如果患者没有慢性咳嗽、咳痰症状，没有明显活动后气短，肺功能检查无持续气流受限，即肺功能检查时使用支气管扩张剂后，FEV1/FVC $\geq$ 0.70，就不能诊断为慢阻肺。

误 29. 所有的气短都与慢阻肺有关

认知误区

总是感觉气短，尤其是上楼、爬坡等活动以后，感觉力不从心，说明肺功能不好，肯定是得了慢阻肺了。

正解与忠告

慢阻肺患者由于存在气道的慢性炎症，会有气流受限，导致肺通气功能下降，出现气短、活动耐量下降等症状，但并不是所有的气短都与慢阻肺有关。

引起气短的原因很多，除了呼吸系统疾病外，常见的循环系统疾病（如心力衰竭等）、各种中毒、神经精神疾病、血液系统疾病（如重度贫血）均可以导致呼吸困难、气短。因此，如果出现气短、活动耐量减低，应该结合患者同时存在的其他症状及相关检查结果综合判断。

误 30. 哮喘病和慢阻肺是一回事

？ 认知误区

经常觉得活动后气短、气喘，社区医生诊断说是"哮喘病"，但到大医院看病后又被诊断为"慢阻肺"。这两种说法应该就是一回事。

A+ 正解 与 忠告

在呼吸系统疾病分类中，哮喘与慢性阻塞性肺疾病属于完全不同的两种疾病，其病因、发病机制、病理生理改变、临床表现及肺功能表现均不相同。

哮喘，全称为支气管哮喘，是一种以气道慢性炎症为特征的异质性疾病。这种慢性炎症导致气道高反应性，通常在感染、吸入过敏原或刺激性气味、冷空气后诱发症状发作，患者会出现广泛而多变的可逆性呼气气流受限，导致反复发作的喘息、气促、胸闷和/或咳嗽等症状，强度随时间变化。多在夜间和/或清晨发作、加剧，多数患者可自行缓解或经治疗缓解，缓解后症状可完全消失如常人，肺功能检查可完全正常。

慢性阻塞性肺疾病也是一种以气道慢性炎症为特征的疾病，但它的慢性炎症与哮喘的慢性炎症所参与的细胞类型、炎症因子并不相同。这种慢性炎症导致气道和肺部结构改变，气道纤毛功能障碍、气道上皮细胞纤维化，最终导致不完全可逆性呼气气流受限，出现长期慢性咳嗽、咳痰及活动后气短的基线症状。基线症状多在日间活动时明显，静息状态或夜晚休息时不明显。常在感染后诱发急性加重，经过治疗后可缓解，但缓解后症状不会完全消失，肺功能也不能回到正常人水平。

除此之外，哮喘患者常伴有过敏体质、过敏性鼻炎和／或湿疹等病史，部分患者还有哮喘家族病史；慢阻肺患者多有长期吸烟史和／或有害气体、颗粒接触史。哮喘往往于青少年起病，慢阻肺更多是中老年发病。哮喘患者气流受限完全可逆，但目前全球尚未能根治该病；慢阻肺患者气流受限不完全可逆。

治疗方面也有所不同。哮喘更注重清除过敏原，往往是在激素的基础上使用支气管扩张剂，不需要家庭氧疗；慢阻肺更注重戒烟、避免有害物质吸入，往往是在支气管扩张剂的基础上使用激素治疗，慢阻肺伴呼吸衰竭的患者需要持续进行家庭氧疗。

误 31. 老人、肥胖者活动后气短是很正常的事情

? 认知误区

人年纪大了，体型胖了，身体衰弱了，锻炼也少了，出现活动后气短是很正常的事情。

正解 与 忠告

　　随着年龄的增长，人体各个脏器功能也会随之逐渐退化，加之体型变化及锻炼减少等综合原因，人的活动耐力很有可能下降，出现活动后气短的现象。但需要注意的是，如果在活动后气短的同时伴有长期慢性咳嗽、咳痰的症状，或者在爬楼梯、遛狗、做家务或者逛街买东西的时候，比同龄人更容易出现呼吸困难、活动能力下降的情况，建议您到正规医院进行咨询，完善肺功能检查以便明确诊断，决定是否需要进一步干预治疗。

　　所有肺部疾病中，慢性阻塞性肺疾病称得上是最"不动声色"的"杀手"。慢性阻塞性肺疾病的危险性在于，因为肺脏具有较强的代偿能力，疾病进展比较隐匿，常不为人察觉，早期症状不明显，因此慢性阻塞性肺疾病最大的问题是漏诊和误诊。慢性阻塞性肺疾病患者出现气促、呼吸困难等症状时已多属于中晚期，肺通气功能已损害了 50% 以上，而中晚期慢性阻塞性肺疾病患者发生感染后急性加重、呼吸衰竭的概率明显增加，5 年内死亡率高达 20% ~30%。

误 32. 长期吸烟并不可怕

认知误区

　　吸烟的人的肺部由于长期受烟草物质的刺激出现咳嗽、咳痰是很正常的事情，是理所当然的。停止吸烟后，这些症状就会消失，所以吸烟并不可怕，不用过分抵触。

正解与忠告

吸烟无疑是慢性阻塞性肺疾病最主要的病因之一。在我国吸烟人群中慢阻肺的发病率约为不吸烟人群的 2 倍。由于长期吸烟，烟草中的有害物质（如烟雾和微粒）会引起气道和肺部的慢性、持续性炎症，久而久之，会造成气道和肺部的不可逆性损害，出现慢性阻塞性肺疾病的典型临床表现。因此，我们倡议全民、全范围戒烟，让我们的气道和肺也能活在一个健康的环境中，最大限度地减少二手烟对我们子孙后代的影响。

(误) 33. 抽烟不一定会患慢阻肺，所以没有必要戒烟

(认)(知)(误)(区)

有一些不抽烟的人患了慢性阻塞性肺疾病，而抽烟的人没患，所以没有必要戒烟。

正解与忠告

在全球范围内，慢性阻塞性肺疾病吸入性危险因素包括吸烟、职业性粉尘、化学物质（蒸汽、刺激物、烟尘）等，而吸烟是最主要的危险因素。15%~20% 的吸烟者会发展成为慢性阻塞性肺疾病患者。被动吸烟发展为慢性阻塞性肺疾病的可能性也很大，对于儿童与长期暴露人群更是如此。一项调查显示，被动吸烟导致成人慢性阻塞性肺疾病发病率增加 10%~43%。

慢性阻塞性肺疾病虽然是一种进行性慢性疾病，但并不表示无

药可治，患者需根据自身症状和生命质量的改善程度实行个体化治疗，其核心就是戒烟。如果发现自己有呼吸困难、慢性咳嗽和咳痰病史，特别是吸烟的人，一定要到正规医院排查自己是否患了慢性阻塞性肺疾病，并通过肺功能测定来确诊。

预防慢性阻塞性肺疾病的关键在于减少香烟、职业粉尘和化学毒物的接触，以及控制室内外的空气污染程度。其中，戒烟对减少慢性阻塞性肺疾病危险因素和控制慢性阻塞性肺疾病进一步发展非常有效。倡导戒烟，减少不吸烟人群遭受被动吸烟的概率，可以有效地控制慢性阻塞性肺疾病的发病率。

（误）34. 慢阻肺与哮喘－慢阻肺重叠是同一种疾病

 认知误区

慢性阻塞性肺疾病和哮喘都是阻塞性气道慢性炎症性疾病，那么慢性阻塞性肺疾病和哮喘－慢阻肺重叠应该是同一种疾病，没什么区别。

正解与忠告

支气管哮喘：临床上以反复发作的喘息、气急、胸闷、咳嗽为特征，发作可自行缓解或经过治疗缓解，并且症状有生物节律性波动，常于夜间或清晨发作及加重。发作诱因多与接触致敏原、呼吸道感染、理化因素刺激以及剧烈运动等因素有关。气道对各种刺激的高反应性以及气流受限的周期性及可逆性是哮喘最典型的特征改变。

慢性阻塞性肺疾病患者与哮喘患者一样,活动后可以引起咳喘、憋闷症状,但慢性阻塞性肺疾病患者多为运动或劳作后发生上述症状,静息状态下少有呼吸困难。相当一部分患者以慢性支气管炎为起因,有长期的慢性咳嗽、咳痰史。常年吸烟是导致慢性阻塞性肺疾病发生的首要原因,冬季往往是临床症状加重的季节。呼吸道感染是大多数慢性阻塞性肺疾病急性加重的常见诱因。

哮喘－慢阻肺重叠同时具有支气管哮喘和慢性阻塞性肺疾病的特点,是一种特殊类型的哮喘或慢阻肺。这种状态预后较哮喘和慢阻肺更差。

(误) 35.慢性阻塞性肺疾病就是肺气肿

❓ 认知误区

慢性阻塞性肺疾病 X 线胸片表现为肋间隙增宽,肋骨平举,膈肌下降低平,两肺野透光度增加等肺气肿征象。因此,慢性阻塞性肺疾病就是肺气肿。

A+ 正解与忠告

慢性阻塞性肺疾病是一种以不可逆的气流受限为特征的肺部疾病,主要临床表现为慢性咳嗽、咳痰、气短或呼吸困难等症状。

肺气肿是指终末细支气管远端的气道弹性减退、过度膨胀、充气和肺容积增大或同时伴有气道壁破坏的病理状态。按照发病原因,肺气肿可分为下几种类型：阻塞性肺气肿、老年性肺气肿、代偿性肺气肿、间质性肺气肿、灶性肺气肿、旁间隔性肺气肿。

（1）肺气肿临床表现　肺气肿的临床表现症状轻重视肺气肿程度而定。早期可无症状或仅在劳动、运动时感到气短。随着肺气肿进展，呼吸困难程度逐渐加重，以致稍微活动甚或完全休息时仍感气短。

（2）肺气肿检查

①X线检查：胸廓扩张，肋间隙增宽，肋骨平行，膈降低且变平，两肺野透亮度增加。

②呼吸功能检查：对诊断阻塞性肺气肿有重要意义，残气量 / 肺总量比＞ 40%。

③血液气体分析：出现明显缺氧时，动脉血氧分压（PaO_2）降低，二氧化碳分压（$PaCO_2$）升高，可出现失代偿性呼吸性酸中毒，pH 值降低。

（3）肺气肿诊断　根据病史、体格检查、X 射线检查和肺功能测定可以明确诊断。X 线检查表现为胸腔前后径增大、胸骨前突、胸骨后间隙增宽、横膈低平、肺纹理减少、肺野透光度增加、悬垂型心脏、肺动脉及主要分支增宽、外周血管细小。肺功能测定表现为残气、肺总量增加、残气 / 肺总量比值增高、FEV1/FVC 显著降低、弥散功能减低。

由此可见，肺气肿不是一种独立的疾病，而是一个解剖或结构术语，属于影像学表现，是慢性支气管炎或慢性肺部疾病发展的结果。慢性阻塞性肺疾病影像学上可表现为肺气肿征象，但有肺气肿影像学表现的患者必须依靠肺功能检查才能确定是否患慢性阻塞性肺疾病。

误 36. 慢性阻塞性肺疾病就是支气管炎

 认知误区

支气管炎和慢性阻塞性肺疾病患者都有慢性咳嗽、咳痰的表现，所以慢性阻塞性肺疾病就是支气管炎。

正解与忠告

支气管炎是指气管、支气管黏膜及其周围组织的非特异性炎症，主要原因为病毒和细菌的反复感染。气温下降、呼吸道小血管痉挛缺血、防御功能下降等容易致病；烟雾粉尘、污染大气等慢性刺激也可发病；吸烟使支气管痉挛、黏膜变异、纤毛运动降低、黏液分泌增多，容易造成感染；过敏因素也与支气管炎发病有一定关系。

支气管炎可分为急性支气管炎和慢性支气管炎，其中慢性支气管炎常易和慢阻肺相混淆。慢性支气管炎是指排除其他因素引起的咳嗽（如反流性食管炎、咽炎、结核等），每年咳嗽、咳痰3个月以上，并连续2年。这些症状往往在秋冬、初春季节明显。有一些老烟友因吸烟常年咳嗽、咳痰已经习惯了，都不记得自己咳嗽了多少年，他们基本都会有慢性支气管炎病史。

慢性支气管炎经过若干年的发展，极有可能出现不可逆的气流受限，进而发展成为慢性阻塞性肺疾病。但不是所有慢性支气管炎都会发展为慢性阻塞性肺疾病。所以，有慢性咳嗽、咳痰症状的患者应尽早行肺功能检查，明确是否患有慢性阻塞性肺疾病，以便尽早干预。

误 37. 慢性阻塞性肺疾病就是同时患有慢性支气管炎和肺气肿

? 认知误区.

人们觉得慢性支气管炎、肺气肿相加后就等于慢性阻塞性肺疾病，因为它们的临床症状很像。

A+ 正解 与 忠告.

慢性阻塞性肺疾病并不是慢性支气管炎和肺气肿的简单相加，只有当慢性支气管炎、肺气肿发生不可逆气流受限时，才能诊断为慢性阻塞性肺疾病。

慢性阻塞性肺疾病的气道阻塞与气流受限的产生机制主要与以下两个因素有关：

（1）由气道重塑及其他因素导致的气道壁增厚。气道重塑是指气道壁黏膜下纤维组织增生导致气道壁增厚僵硬，以及黏液腺化生，这些病理变化与多种炎性细胞分泌的炎性介质有关。另外，炎性细胞浸润、黏膜充血和水肿等使得管壁增厚，加上分泌物增多等因素，可使管腔进一步狭窄，气道阻力增加。

（2）肺气肿时肺组织弹性回缩力减低，使呼气时将肺内气体驱赶到肺外的动力减弱，呼气流速减慢，同时失去对小气道的正常牵拉作用，小气道在呼气期容易发生闭合，进一步导致气道阻力上升。

38.肺源性心脏病与慢性阻塞性肺疾病无关

 认知误区

肺心病是一种心脏病，而慢阻肺是一种呼吸系统疾病，两者并无关联。

正解与忠告

肺源性心脏病（简称肺心病）主要是由于支气管－肺组织或肺动脉血管病变所致肺动脉高压引起的心脏病。根据起病缓急和病程长短，可分为急性和慢性两类。临床上以后者多见。本病发展缓慢，临床上除原有肺、胸疾病的各种症状和体征外，主要是逐步出现肺、心功能衰竭以及其他器官损害的征象。

慢性阻塞性肺疾病是一种以不可逆的气流受限为特征的肺部疾病，是由于一些理化因素，如吸烟、长期吸入有毒有害物质等，引起气管－支气管慢性炎症，同时气管－支气管壁遭到破坏并收缩痉挛，内部又有大量痰液难以排除，最终导致慢性阻塞性肺疾病的发生发展。

慢性阻塞性肺疾病引起的气道阻塞会导致进入肺泡的氧量减少，进而引起动脉血氧分压降低，最终诱发肺动脉血管收缩，产生缺氧性肺动脉高压，使右心室的负担加重。慢性反复缺氧导致持续性的肺动脉高压，逐渐导致右心室肥厚，最终失代偿引起右心功能不全，导致慢性肺源性心脏病。

慢性肺源性心脏病不但会加重慢性阻塞性肺疾病，还会产生一些心脏疾病方面的症状。心脏和血管组成的事实上是一个循环系统，心脏在其中起的是一个泵的作用，如果前方阻力（肺血管阻力）增高，后方的血液无法向前推进，就会有大量的血液瘀滞在静脉，进而渗进组织中。比如，血液瘀滞在胃肠道的静脉中就会导致腹胀，吃一点就觉得胀得难忍；瘀滞在下肢就会导致脚肿，按一下就是一个凹陷；瘀滞在颈静脉会使其怒张变粗，按压肝脏还会使颈静脉更粗，称为肝颈静脉回流阳性等。所以，肺源性心脏病是慢性阻塞性肺疾病常见的并发症之一。

误 39. 慢性阻塞性肺疾病与肺癌无关

？ 认知误区

肺癌是肺部的恶性肿瘤，而慢性阻塞性肺疾病仅仅是肺部炎症，两者没有关系。

正解与忠告

肺癌和慢性阻塞性肺疾病都是非常常见的致命性疾病，在过去的 20 年里，也是主要的致死原因。烟草暴露是这两种疾病的共同致病因素。慢性阻塞性肺疾病本身就是一种异质性疾病，它在肺癌的发生发展中发挥着重要作用。在从不吸烟的人群中，肺气肿患者发生肺癌的风险是不伴肺气肿者的 6.3 倍。

曾有学者分析慢性阻塞性肺疾病与肺癌之间的重要而复杂的关系，并提出了各种机制。慢性阻塞性肺疾病的主要特征是存在慢性炎症和肺组织修复，慢性阻塞性肺疾病患者的肺癌有特定的基因表达（降低或升高），在肺癌发生过程中易致基因甲基化、增强肿瘤的侵袭性。最近发现，端粒较长者患肺癌的风险更高，并且在肺癌诊断之前就已出现。第一个将二者联系起来的流行病学研究可以追溯到大约30年前，由Skillrud和Tockman带领的团队首先发现：有气道阻塞者的肺癌发病率和死亡率都增加4倍。这个结果后来被其他几项研究所证实，伴慢性阻塞性肺疾病者患上肺癌的风险增加了2~4倍。因此，慢性阻塞性肺疾病与肺癌密切相关，是肺癌的独立危险因素。

误 40. 慢性阻塞性肺疾病与肺间质纤维化是同一种病

？ 认知误区

肺间质纤维化与慢性阻塞性肺疾病患者都有咳嗽、咳痰、气短的临床表现，因此它们是同一种病。

A+ 正解与忠告

慢性阻塞性肺疾病是一种以不可逆的气流受限为特征的肺部疾病。慢性阻塞性肺疾病主要表现为长期咳嗽、多痰、气短、呼吸困难，症状反复发作，久而久之，患者的呼吸道和肺组织彻底丧失功能，导致呼吸衰竭和全身多脏器衰竭，进而影响生命。很多慢性阻塞性肺疾病患者并不知道他们患有此病,因为该病早期症状不明显,仅有肺功能的下降。当症状出现时,一些人认为这只是人体衰老的自然进程,并未给予足够的重视,导致病情进一步加重。

肺间质纤维化是一组主要累及肺间质、肺泡和(或)细支气管的肺部弥漫性疾病,它并不是一种独立的疾病,而是一大类疾病的总称。通俗地讲,肺纤维化就是肺组织伤痕累累,导致患者不同程度地缺氧而出现呼吸困难,病情反复发作,咳咳喘喘,痛苦不堪,患者最终因呼吸衰竭而死亡。引起肺间质纤维化的病因主要有:

①环境因素:吸入无机粉尘,如石棉、煤;吸入有机粉尘,如霉草尘、棉尘;吸入有毒气体,如烟尘、二氧化硫等;②病毒、细菌、真菌、寄生虫等引起的反复感染,常为此病急性发作的诱因,又是病情加重的条件;③药物影响及放射性损伤;④继发于红斑狼疮等自身免疫性疾病。

如果把肺比作一块海绵,氧气就是水。健康人的肺就像是干净的优质海绵,有很好的吸水功能,这时的呼吸是正常的。肺间质纤维化患者就像海绵里吸进了胶水,海绵会随着胶水的凝固而变硬,这时吸水就成了很难的事情。具体到肺间质纤维化上,此时的"胶水"就是肺部组织上沉积的纤维化物质,会因弥散障碍出现呼吸困难。某些慢性阻塞性肺疾病患者常可出现肺部不同程度的肺间质纤维化病变,初步的研究提示可能与慢阻肺患者反复的肺部感染相关。

（误） 41. 慢性阻塞性肺疾病与冠心病无关

 认知误区

　　冠状动脉粥样硬化性心脏病是冠状动脉血管发生动脉粥样硬化病变，引起血管腔狭窄或阻塞，造成心肌缺血、缺氧或坏死而导致的心脏病，常常被称为"冠心病"，而慢性阻塞性肺疾病为肺部的疾病，两者无关。

正解与忠告

　　慢性阻塞性肺疾病是一种常见的呼吸系统慢性病，以不可逆的气流受限为特点，继而导致呼吸困难等症状，而且患者在痉挛解除后，仍然不能恢复到正常通气状态。气流受限虽然多见于呼吸系统疾病，但长期气流受限，却会诱发或加重冠心病等心血管疾病。

　　流行病学资料显示，气流受限和冠心病密切相关：慢性阻塞性肺疾病患者患冠心病的风险增加，同时，冠心病患者患慢性阻塞性肺疾病的风险亦会增加。冠心病也与慢性阻塞性肺疾病的严重程度相关：随着气流阻塞程度的加重，冠心病的风险显著增加；在晚期慢性阻塞性肺疾病患者中，冠心病的患病率高达60%。

　　无论是慢性阻塞性肺疾病还是冠心病，患者的预后都会受并发症的影响，而这两种慢性疾病若合并存在，则会导致患者预后更差，也就意味着更为难治。在冠心病患者中，慢性阻塞性肺疾病与多支血管病变相关，合并慢性阻塞性肺疾病的患者较非合并慢性阻塞性肺疾病者心肌梗死的风险增加，死亡风险亦增高。与没有合并慢性阻塞性肺疾病的患者相比较，合并慢性阻塞性肺疾病的冠心病患者的住院死亡风险及出院 30 天内死亡风险都有不同程度的增加。研究显示，相较于没有合并慢性阻塞性肺疾病的患者，在合并慢性阻塞性肺疾病的 ST 段抬高型心肌梗死患者中，因发生心肌梗死、冠状动脉重建、心力衰竭、严重出血等而再次住院的概率显著增加，死亡风险也随之增高。此外，心血管疾病也是慢性阻塞性肺疾病患者的首要致死原因，心血管疾病明显增加了慢性阻塞性肺疾病患者的住院率及死亡率等。因此，慢性阻塞性肺疾病的长期气流受限会导致冠心病等疾病的发病风险增高，严重危害患者的生命健康。

误 42. 肺动脉高压与慢阻肺无关

❓ 认知误区

肺动脉高压是血管压力增高，而慢阻肺是血管炎症病变，两者没有关系。

正解与忠告

肺动脉高压是指肺动脉内压持续性增高，超过平均肺动脉压正常值。人体安静情况下平均肺动脉压为 13~17mmHg，当平均肺动脉压超过 20mmHg 时就可称为肺动脉高压。

慢阻肺导致肺动脉高压的原因主要为：长期缺氧导致肺动脉收缩；肺气肿导致肺泡压力升高，引起肺泡壁毛细血管数量减少；长期反复缺氧及慢阻肺的炎性介质导致肺血管重塑。但是一般而言，慢阻肺导致的肺动脉高压是轻、中度肺动脉高压，且其严重程度与慢阻肺的严重程度相关。

肺动脉高压为慢性阻塞性肺疾病发展过程中的一种继发性病理改变，肺动脉高压缺乏特异性临床表现，体检也少有肺动脉高压的独特征象。所以，肺动脉高压主要依靠心电图、胸部影像学检查和多普勒超声心动图检查来综合判断。但诊断肺动脉高压的金标准为右心导管检查。

改善缺氧是慢阻肺相关性肺动脉高压治疗的主要方法，肺动脉高压靶向药物不适合这一类型肺动脉高压。当肺动脉高压引起肺源性心脏病时，按右心衰竭的常规方法处理。慢阻肺急性加重常导致肺动脉压力进一步升高，诱发心力衰竭，因此预防及治疗慢阻肺急性加重对慢阻肺相关性肺动脉高压及肺心病的治疗具有重要的意义。

误 43. 慢阻肺不会引起脑部不适

? 认知误区·

慢性阻塞性肺疾病是呼吸系统疾病，并不会引起脑部不适。

A+ 正解 与 忠告·

随着慢性阻塞性肺疾病的进展，呼吸功能障碍逐渐加重，机体缺氧和二氧化碳潴留持续加重恶化，常会引起脑组织损害及脑循环障碍，临床上就会出现神经、精神症状，称为肺性脑病。

如何早期发现肺性脑病？医护人员和家属平时要注意观察患者

有无反常的行为，及时做各项检查，做到早期发现、早期诊断、早期治疗，避免延误病情。慢阻肺患者发生肺性脑病前期常有睡眠昼夜倒错或脾气性格改变、情绪反常和行为错乱等表现，如暴躁、烦躁不安、胡言乱语、表情淡漠、抑郁、少言，兴奋、抑郁交替出现，或讲话吐词不清、不穿衣裤、抓扯输液管、乱拔输液针头、打人骂人、定向力下降、走错病房或病床、随意大小便等。肺性脑病的后期患者常常出现大脑功能抑制，表现为表情淡漠、嗜睡、昏迷，甚至出现呼吸心跳减慢、停止。有时其临床症状不典型，缺乏原发疾病的典型表现，有的仅表现为头晕、乏力、精神差、表情淡漠、嗜睡甚至昏迷等。慢阻肺患者出现神志、精神改变，用一般原因不能解释时，要考虑肺性脑病的可能。

通常根据以下几个方面诊断肺性脑病：

（1）临床表现　早期有头痛、失眠、烦躁不安、表情淡漠、抑郁等症状，进一步出现神志恍惚、谵妄、无意识动作和四肢小的抽动，甚至出现抽搐、嗜睡、昏迷、昏睡。

（2）动脉血气分析　二氧化碳分压一般大于 70mmHg，pH 小于 7.25 或氧分压小于 60mmHg。

（3）排除其他可引起中枢神经系统功能紊乱的原因　如脑卒中、电解质紊乱、感染中毒性脑病等。

（误） **44. 大多数慢阻肺患者都能得到及时诊断和治疗**

？ 认 知 误 区

只有少数患者没有意识到患上慢阻肺，大多数患者只要得了慢阻肺就能很快诊断并接受及时科学的治疗。

正解与忠告

慢性阻塞性肺疾病是一种常见的气道慢性炎症性疾病，由于其起病隐匿，病情进展缓慢，常常导致漏诊或误诊。40岁以上人群应像量血压一样，定期到医院进行肺功能检查。高危人群，如吸烟者、长期在粉尘环境工作、有家族病史者更应"提高警觉"，尽早及反复检查肺功能。肺功能检查过程并不复杂，价格也不贵。

典型的慢阻肺发展三部曲是：①开始咳嗽、气短并不严重，通常不被患者注意，但此时患者的肺功能已开始下降；②一旦症状比较明显，已经到了慢阻肺的中晚期，往往错失了治疗的最佳时机；③慢阻肺急性加重时，患者肺部功能将丢失更多，严重者更会因呼吸衰竭而死亡。

误 45.慢阻肺患者无须规律治疗

认知误区

慢阻肺患者在症状缓解之后可以停止用药，当病情严重时再次使用即可。

正解与忠告

慢阻肺是一种慢性气道炎症性疾病，目前尚不能完全根治，患者应该像高血压和糖尿病患者一样长期接受治疗。虽然慢阻肺患者多数时间处于稳定期，但是低水平的气道炎症仍然持续存在，患者仍有不同程度的咳嗽、咳痰及气短症状，且在多种因素的诱发下可导致病情急性加重。因此，慢阻肺患者在稳定期仍要持续用药缓解气短症状或吸入激素控制炎症，并预防以后的急性加重。

针对患者不能坚持规律治疗这一误区，应该对患者进行科普教育，使患者了解慢性阻塞性肺疾病的本质，提高治疗的依从性，提高患者的控制率和生活质量。现在很多医院和社区都定期进行慢性阻塞性肺疾病的科普讲座，慢阻肺患者及家属应积极参加，配合医护人员正规地治疗这类疾病。

（误）46. 慢阻肺急性加重的患者不需要住院治疗

 认知误区。

慢性阻塞性肺疾病是一种慢性病，当出现病情加重的时候只需要在门诊或家里治疗即可，不需要住院。

正解与忠告·

慢性阻塞性肺疾病急性加重的治疗目标为减轻急性加重的临床表现，预防以后再次急性加重的发生。根据患者病情严重程度的不同和／或伴随疾病严重程度的不同，患者可以选择门诊治疗或住院治疗。当患者就诊时首先要进行相关检查，判断是否为致命的急性加重。如果判断为致命的急性加重，需尽快将患者收住到重症监护病房（ICU）。如果不是致命的慢阻肺急性加重，患者可前往急诊或入住普通病房治疗。

一般来说，普通病房住院治疗指征为：①症状显著加剧，如突然出现的静息状况下呼吸困难；②重度慢阻肺；③出现新的体征或原有体征加重（如发绀、神志改变、外周水肿）；④有严重的并发症（如心力衰竭或新出现的心律失常）；⑤初始药物治疗急性加重失败；⑥高龄患者；⑦诊断不明确；⑧院外治疗无效或医疗条件差。

入住 ICU 的指征为：①严重呼吸困难且对初始治疗反应差；②意识状态改变（如意识模糊、昏睡、昏迷等）；③经氧疗和无创机械通气后，低氧血症（$PaO_2 < 40$ mmHg）仍持续或呈进行性恶化，和 / 或严重进行性加重的呼吸性酸中毒（$pH < 7.25$）；④需要有创机械通气；⑤血流动力学不稳定，需要使用升压药。

(误) 47. 慢阻肺急性加重患者的既往资料不重要

❓认知误区.

慢阻肺急性加重的患者住院后反正还要再检查，以前的检查资料不好找，也不重要，就没有必要拿去医院了。

A⁺ 正解与忠告.

在慢性阻塞性肺疾病急性加重发生后，应该将现在的情况与患者加重前的症状、体征、肺功能测定、动脉血气分析及其他实验室检查指标进行比较，以判断病情的严重程度。应特别注意了解本次病情加重或新症状出现的时间，气促、咳嗽的严重程度和频度，痰量和痰液颜色，日常活动的受限程度，是否曾出现过水肿及其持续时间，有无意识及精神状态的改变，既往加重时的情况和有无住院治疗以及目前的治疗方案等。本次加重期实验室检查结果与既往结果对比可提供极为重要的信息，这些指标的急性改变情况较其绝对值更为重要。

误 48. 慢阻肺急性加重的患者不需要辅助检查

？认知误区

慢阻肺患者急性加重住院后输液就行了，不需要做太多检查，过多的检查完全是浪费钱。

A+ 正解与忠告

慢阻肺患者急性加重住院后需行一系列实验室检查，这些检查均有其必要性：

（1）常规实验室检查　血红细胞计数及红细胞压积有助于了解有无红细胞增多症或出血。血白细胞计数通常对了解肺部感染情况有一定帮助。部分患者肺部感染加重时白细胞计数可增高和／或出现中性粒细胞核左移。

（2）X线胸片　急性加重期的患者就诊时，首先应行X线胸片检查以鉴别是否合并胸腔积液、气胸与肺炎。X线胸片也有助于慢性阻塞性肺疾病急性加重与其他具有类似症状的疾病鉴别，如肺水肿和胸腔积液等。

（3）动脉血气分析　对于需要住院治疗的患者来说，动脉血气是评价加重期疾病严重程度的重要指标。在海平面呼吸室内空气条件下，$PaO_2 < 60$ mmHg 和 / 或 $PaCO_2 > 50$ mmHg，提示呼吸衰竭。如 $PaO_2 < 50$ mmHg，$PaCO_2 > 70$ mmHg，pH < 7.30，提示病情危重，需严密监控病情发展或入住重症监护病房（ICU）治疗。

（4）肺功能测定　FEV < 1 L 提示肺功能损害极为严重。急性加重期患者进行肺功能检查时常难以令人满意，因为患者无法配合且检查结果不够准确，故急性加重期间不推荐行肺功能检查。

（5）心电图和超声心动图　对右心室肥厚、心律失常及心肌缺血诊断有帮助。

（6）血液生化检查　有助于确定引起慢阻肺患者急性加重的其他因素，如电解质紊乱（低钠、低钾和低氯血症等）、糖尿病危象或营养不良（低白蛋白）等，亦可发现合并存在的代谢性酸碱失衡。

（7）痰培养及药物敏感试验等　痰液物理性状为脓性或黏液性脓性时，应在开始抗菌药物治疗前留取合格痰液行涂片及细菌培养。因感染而加重的病例若对最初选择的抗菌药物反应欠佳，应及时根据痰培养及抗菌药物敏感试验指导临床治疗。

误 49. 慢阻肺急性加重可以靠辅助检查诊断

？认知误区

现在医疗技术很发达，抽血或者拍片就可以诊断有无慢阻肺急性加重。

正解与忠告·

目前，慢阻肺急性加重的诊断完全依赖于临床表现的变化，即患者主诉症状的突然变化（呼吸困难、咳嗽和／或咳痰情况）超过日常变异范围。慢阻肺急性加重是一种临床除外诊断，临床和／或实验室检查排除可以解释这些症状突然变化的其他特异性疾病。

临床研究提示，某些生物标志物与慢阻肺急性加重的发生有关。临床医生发现，某些炎性介质突然增加说明慢阻肺可能发生了急性加重；血嗜酸性粒细胞可作为预测慢阻肺急性加重的生物标志物，较高的血嗜酸性粒细胞计数可预测急性加重风险的增加，可以指导患者在慢阻肺稳定期吸入糖皮质激素的个体化治疗。但是，血嗜酸性粒细胞的临界值还需要进一步研究。由于慢阻肺患者急性加重的异质性，目前尚不能通过单一的生物标志物来诊断或预测慢阻肺的急性加重，以后期待有一组生物标记物可以进行更精确的诊断及病因学研究。

误 50. 慢阻肺急性加重期必须使用抗生素

认知误区·

无论是何种诱因，慢性阻塞性肺疾病急性加重时必须使用抗菌药物治疗。

正解与忠告·

慢性阻塞性肺疾病急性加重期的诱发因素多种多样，有感染及非感染因素，感染中又有病毒及细菌的区别，不能对所有的慢阻肺急性加重患者都用抗菌药物，以免导致抗菌药物的滥用。

现在推荐慢性阻塞性肺疾病急性加重期患者接受抗菌药物治疗的指征如下：①在慢性阻塞性肺疾病急性加重期，同时有呼吸困难加重、出现脓痰和痰量增加3种症状；②患者仅出现以上3种症状中的2种，但包括脓痰这一症状；③严重的急性加重，需要有创或无创机械通气。3种临床表现出现2种加重但无脓痰出现或者只有1种临床表现加重的慢性阻塞性肺疾病急性加重，一般不建议应用抗菌药物。

（误）51.慢阻肺急性加重期吸氧流量或浓度越高越好

？认知误区

慢性阻塞性肺疾病急性加重期患者吸氧流量或浓度越高越好，这样才能尽快改善患者缺氧状态。

A+ 正解与忠告

慢阻肺急性加重期患者要控制性氧疗。氧疗是慢阻肺急性加重期患者的基础治疗，无严重并发症的慢阻肺急性加重期患者氧疗后易达到满意的氧合水平（$PaO_2 > 60$ mmHg 或 $SaO_2 > 90\%$）。但吸入氧浓度不宜过高，特别是伴发 II 型呼吸衰竭的患者，需注意可能发生潜在的 CO_2 潴留及呼吸性酸中毒。慢阻肺 II 型呼吸衰竭患者要采用低流量吸氧，一般在 2L/min 以下。给氧途径包括鼻导管或文丘里面罩，其中文丘里面罩更能精确地调节吸入氧浓度。氧疗 30 分钟后应复查动脉血气，以确认氧合满意，且未引起 CO_2 潴留和 / 或呼吸性酸中毒。

当患者有严重呼吸衰竭或呼吸性酸中毒时，可考虑呼吸机通气治疗。

（误）52. 慢阻肺急性加重期患者绝对不需要全身使用糖皮质激素

❓ 认知误区

全身使用糖皮质激素有多项不良反应，包括癫痫发作、失眠、体重增加、焦虑、抑郁和高血糖等，慢性阻塞性肺疾病急性加重期患者吸入糖皮质激素即可，不需要全身使用。

A⁺ 正解与忠告

慢性阻塞性肺疾病急性加重期患者全身应用糖皮质激素可缩短康复时间，改善肺功能（FEV1）和氧合，降低早期反复和治疗失败的风险，缩短住院时间。口服糖皮质激素与静脉应用激素疗效相当。通常外周血嗜酸性粒细胞增高的慢性阻塞性肺疾病急性加重期患者对糖皮质激素治疗的反应更好。慢性阻塞性肺疾病急性加重期患者宜在应用支气管扩张剂的基础上，加用糖皮质激素口服或静脉治疗。目前推荐使用泼尼松 30~40mg/d，疗程 5~7 天。与静脉给药相比，口服泼尼松应该作为优先的推荐途径。

临床上也可雾化吸入布地奈德混悬液替代口服激素治疗，但单独应用布地奈德雾化吸入不能快速缓解气流受限，因此不宜单独用于治疗慢性阻塞性肺疾病急性加重，需联合应用短效支气管扩张剂吸入。

(误) 53. 慢阻肺急性加重期患者不能使用呼吸机

(?) 认知误区

慢性阻塞性肺疾病急性加重期患者不能使用呼吸机，否则会导致长期依赖，无法脱机。

正解与忠告

慢性阻塞性肺疾病急性加重期患者并发严重呼吸衰竭时要及时使用无创或有创呼吸机。机械通气的临床应用目的包括：①纠正严重的低氧血症，增加PaO_2，使$SaO_2 > 90\%$，改善重要脏器的氧供应；②治疗急性呼吸性酸中毒，纠正危及生命的急性高碳酸血症，但不必要急于恢复$PaCO_2$至正常范围；③缓解呼吸窘迫，当原发疾病缓解和改善时，逆转患者的呼吸困难症状；④纠正呼吸肌群的疲劳；⑤降低全身或心肌的氧耗量：当慢性阻塞性肺疾病急性加重期患者因呼吸困难、呼吸肌群或其他肌群的剧烈活动损害全身氧释放并使心脏负荷增加时，应用机械通气可降低全身和心肌的氧耗量。

慢阻肺急性加重期住院患者如出现急性呼吸衰竭或者慢性呼吸衰竭急性加重，国内外临床医师均强烈推荐使用无创机械通气。无创机械通气能降低急性呼吸衰竭或者慢性呼吸衰竭急性加重的慢阻肺急性加重期住院患者的气管插管率、病死率，减少并发症，缩短住院时间及入住 ICU 时间。

对于某些慢性阻塞性肺疾病急性加重期患者，早期无创机械通气的干预明显减少了有创通气的使用。但对于有无创机械通气禁忌证或使用无创呼吸机辅助通气治疗失败的严重呼吸衰竭患者，一旦出现严重的呼吸形式、意识状态、血流动力学等改变，应及早插管改用有创通气。

对于慢性阻塞性肺疾病急性加重期患者合并肺部感染得以控制，脓性痰液转为白色且痰量明显下降，肺部啰音减少，临床情况表明呼吸衰竭获得初步纠正后，如果吸氧浓度＜40%，血气接近正常，pH > 7.35，$PaCO_2 < 50mmHg$，通常可以考虑拔管，切换为无创通气呼吸支持，并逐渐停用呼吸机。

(误) 54. 慢阻肺急性加重期合并肺动脉高压和右心功能不全时可以应用血管扩张剂

❓认知误区

慢性阻塞性肺疾病急性加重期合并肺动脉高压和右心功能不全时，可以应用靶向血管扩张剂。其目的主要是针对右心功能不全时的后负荷增加，即通过降低肺血管阻力以减轻右室后负荷，增加肺血流量，从而改善右心功能。

正解与忠告．

严重慢性阻塞性肺疾病急性加重合并肺动脉高压患者接受不同剂量的西地那非治疗，用药后患者休息和运动时的肺动脉压均有所降低，但同时也会出现 PaO_2 降低，其原因是肺通气／血流灌注比例降低。国际上新近颁布的肺动脉高压指南不推荐血管扩张剂靶向药物治疗慢性阻塞性肺疾病合并肺动脉高压。慢性阻塞性肺疾病急性加重期相关肺动脉高压目前暂无特异性治疗方法，主要以氧疗控制慢阻肺急性加重为主，心衰明显时可以适当地进行利尿治疗。

目前亦不推荐慢性阻塞性肺疾病慢性期合并有肺动脉高压患者使用血管扩张剂靶向治疗。因为这类药物会抑制低氧引起的肺血管收缩，从而损害气体交换，使通气／灌注比例失调恶化，进一步加重低氧血症，使患者临床症状加剧。

误 55. 慢阻肺急性加重期患者出现心律失常必须马上用药物纠正

？认知误区．

如果慢性阻塞性肺疾病急性加重期患者出现心律失常，治疗时须同原发性心脏病一样，给予抗心律失常药物纠正。

正解与忠告．

慢性阻塞性肺疾病急性加重期患者发生急性呼吸衰竭时常出现心律失常。心律失常既可由疾病本身或其引起的代谢异常，如感染、缺氧、高碳酸血症、电解质紊乱引起，也可由医源性引起，如洋地黄过量、拟交感神经药和茶碱的使用、右心导管术等。与原发性心脏病不同，慢性阻塞性肺疾病急性加重期患者的心律失常如果不对生命构成威胁，那么主要是识别和治疗引起心律失常的代谢原因，如低氧血症、低钾血症、低镁血症、呼吸性酸中毒或碱中毒，以及治疗原发病。只要纠正上述诱因，心律失常即可消失。当诱因不能去除或在纠正上述诱因之后仍有心律失常时，可考虑应用抗心律失常药物。

（误）56. 慢阻肺患者急性加重期合并右心衰竭须给予强心剂等治疗

（？）认知误区

慢性阻塞性肺疾病急性加重期患者出现右心衰竭，须及时予以强心剂等治疗，以改善心功能。

（A+）正解与忠告

慢性阻塞性肺疾病急性加重期合并右心衰竭时，应该有效地控制呼吸道感染，应用支气管扩张剂，改善缺氧和高碳酸血症，再适当应用利尿剂，即可控制右心衰竭。通常无须使用强心剂。但对某些慢性阻塞性肺疾病急性加重期患者，在呼吸道感染控制后，单用利尿剂不能满意地控制心力衰竭或合并左心室功能不全时，可考虑应用强心剂治疗，但应严密观察这类药物的副作用。

（误）57. 慢阻肺急性加重期患者需经验性抗病毒治疗

 认知误区

慢性阻塞性肺疾病急性加重期的感染病原体可能是病毒或细菌，如果考虑为病毒感染，需经验性抗病毒治疗。

正解与忠告

临床研究发现，病毒感染是慢性阻塞性肺疾病急性加重的诱发因素之一，尤其是鼻病毒属，但目前不推荐应用抗病毒药物治疗慢性阻塞性肺疾病急性加重。临床上已经尝试过应用多种抗病毒制剂治疗包括鼻病毒属在内的多种病毒感染，包括针对靶向细胞敏感性、病毒附着、受体阻断、病毒外膜、病毒 RNA 复制和病毒蛋白合成等各种类型的抗病毒药物。但是，临床研究发现，除了神经氨酸酶抑制剂（奥司他韦、扎那米韦）和金刚烷胺能够有效地治疗流感之外，其他所有抗病毒药物均未证实有临床治疗效应，而且常常出现明显的副作用并缺乏耐受性。

对怀疑流感诱发的慢性阻塞性肺疾病急性加重患者进行经验性抗病毒治疗时，需注意发病时间。国内外成人下呼吸道感染的诊治指南（概述）特别指出：现在对于怀疑流感感染的慢性阻塞性肺疾病急性加重期患者不推荐进行经验性抗病毒治疗。抗病毒治疗仅适用于出现流感症状（发热、肌肉酸痛、全身乏力和呼吸道感染）并且正处于流感爆发时期的高危患者。

58. 慢阻肺急性加重期初始治疗失败患者需升级抗生素

❓ 认知误区

慢性阻塞性肺疾病急性加重期初始治疗失败的话，是因为抗感染覆盖范围不够，需使用更广谱的抗感染方案。

正解与忠告

慢性阻塞性肺疾病急性加重初始治疗失败的患者，应分析导致治疗失败的原因。常见的原因有不适当的药物治疗及其他非感染因素，如肺栓塞、心力衰竭等诱发急性加重。通常应采取以下处理措施：①寻找治疗无效的非感染因素；②重新评价可能的病原体；③更换抗菌药物，使之能覆盖铜绿假单胞菌、耐药肺炎链球菌和非发酵菌，或根据微生物学检测结果对新的抗菌药物治疗方案进行调整。临床上不能对初始治疗效果差的患者简单地升级抗生素治疗。

59. 慢阻肺急性加重期患者发生呼吸衰竭时应使用呼吸兴奋剂治疗

❓ 认知误区

慢性阻塞性肺疾病急性加重期患者发生呼吸衰竭时应常规使用呼吸兴奋剂，以改善二氧化碳潴留等情况。

正解 与 忠告•

慢性阻塞性肺疾病急性加重时常常诱发呼吸衰竭，特别是Ⅱ型呼吸衰竭，患者表现为明显的气短及神经精神症状。临床上根据呼吸衰竭的类型及严重程度给予吸氧、无创呼吸机及有创呼吸机辅助通气治疗。目前，慢性阻塞性肺疾病急性加重期患者发生呼吸衰竭时不推荐使用呼吸兴奋剂，只有在无条件使用无创或有创机械通气时，可短期使用呼吸兴奋剂。

误 60.慢阻肺症状不严重时不必长期治疗

认知误区•

慢性阻塞性肺疾病是慢性病，平时症状不严重，不必经常治疗，只有出现急性症状如发热、气促、脓痰时才需就医用药。

正解 与 忠告•

慢性阻塞性肺疾病是一种常见的慢性气道炎症性疾病，具有持续气流受限、进行性发展的特点。慢性阻塞性肺疾病需要长期、分级、综合性治疗，以减慢病情恶化速度并减少急性加重，提高患者的生活质量,正如高血压患者需要根据病情长期应用降压药物一样。若等到病情加重时才接受治疗，不仅增加患者痛苦和治疗费用，甚至会危及患者生命。

误 61. 慢阻肺患者可自行中断治疗

? 认知误区

慢阻肺患者感觉症状消失后就可以自行中断治疗，只要不急性发作就没事。

A+ 正解与忠告

慢性阻塞性肺疾病患者难治的一个主要原因，是许多患者未能坚持长期规范用药。王辰教授指出，很多患者会在一个阶段治疗之后中断治疗，自以为只要不发作就没事了。事实上，每次病情加重都会对心肺功能造成"叠加"损害，导致患者健康状况恶化。所以，即使是处于稳定期的患者也应该坚持长期治疗，适度进行康复训练，提高运动耐力，减少急性加重发作，从而提高生活质量。慢性阻塞性肺疾病患者一次急性加重的住院费用会高于日常使用支气管扩张剂——思力华（噻托溴铵）一年的用药花费。而且，通过长期坚持规范用药，可大大降低慢性阻塞性肺疾病患者的死亡率。

误 62. 慢阻肺患者只有在抢救时才需要吸氧

? 认知误区

吸氧是危急时刻的必备措施，慢阻肺患者也只有在进行抢救时才需要吸氧，平时用不着。

正解与忠告·

急性发作期的慢阻肺患者是需要吸氧的，吸氧可以在危急关头拯救患者。但对于稳定期的慢阻肺患者来说，坚持进行家庭氧疗也是很重要的治疗方式。

家庭氧疗被认为是最能影响慢性阻塞性肺疾病预后的主要因素之一。由于新的氧疗技术的产生和氧疗方法的不断改进，不仅提高了氧疗效果，也给患者的使用带来了极大方便，使长期氧疗的应用更加广泛。长期氧疗在欧美和发达国家开展较为普遍，在亚洲及一些发展中国家由于受到社会经济发展水平的限制，开展较少。虽然氧疗费用较高，但统计结果表明，如果不采用氧疗，这些患者总的社会负担将由于病死率增加、生活质量下降以及个体生产效率减低而更加明显增加。

长期氧疗的指征：经过戒烟、胸部物理疗法和药物治疗后稳定状态的慢性阻塞性肺疾病患者休息状态下存在动脉低氧血症，即呼吸室内空气时，其动脉血氧分压 < 7.3 kPa（55mmHg）或动脉血氧饱和度 < 0.88。这是长期氧疗最主要的适应证。慢性阻塞性肺疾病患者其动脉血氧分压为 7.3~8.7kPa（55~65mmHg），伴有以下情况之一者，也应进行长期氧疗：①继发性红细胞增多症（红细胞压积 > 0.55）；②肺心病；③肺动脉高压。

目前有氧气瓶、液氧器、氧浓缩器 3 种类型的氧疗系统可供选择。压缩氧气瓶的主要优点是价格便宜、不存在浪费或损耗、容易获得等；缺点是较笨重、贮氧量少、需反复充装，适合用氧量少的患者。液氧器的主要优点是贮氧能力大、轻便，适合长期康复治疗；缺点是费用高、容易泄露和造成浪费。氧浓缩器俗称"制氧机"，主要优点是无需贮氧设备及固定供氧源，使用期间特别是需要连续供氧时费用较低，对持续吸氧者特别是家庭氧疗比较方便；缺点是设备购入价格昂贵、移动不便、有噪声和需要定期维修。由于购机价格较贵，国内一些医院已开展了租赁服务，为患者长期氧疗提供了方便。

另外，应指导氧疗患者正确使用氧疗装置，并对患者说明长期氧疗的重要性，以提高氧疗的依从性。同时注意患者病情变化，嘱患者每月到门诊随诊一次，观察患者症状、体征、血红蛋白含量、红细胞计数、红细胞压积以及肺功能检查和血气分析等。

误 63. 家庭氧疗会"上瘾"

？ 认知误区

吸氧没什么作用，特别是在疾病的稳定期。家庭吸氧是一种浪费，甚至会"上瘾"。

A+ 正解 与 忠告

长期氧疗的目的是使慢阻肺患者维持组织器官的氧气供应，维持重要器官的功能状态。临床研究提示，慢性阻塞性肺疾病稳定期患者长期进行家庭氧疗，可有效提高患者的生存率，对患者的血流动力、血液学特征、运动能力、肺生理和精神状态都会产生有益的影响。值得一提的是，对慢性阻塞性肺疾病患者来说，家庭氧疗不但不会上瘾，还被认为是最能影响慢性阻塞性肺疾病患者愈后的因素。此外，家庭氧疗可以帮助患者减轻肺动脉高压症状，减少肺心病及右心衰竭的发生概率，还可以减少住院次数。

误 64. 家庭氧疗可以在任何环境下开展

？认知误区

慢阻肺患者急性发作期过后，待病情稳定便可回家进行家庭氧疗。所以只要在家中氧疗就是合乎要求的。

A+ 正解与忠告

患者进行家庭氧疗时，不仅场所要在家中，更要关注室内温度，注意增加氧气湿度。一般情况下，吸入的氧气温度需要保持在36℃左右，湿度在80%左右，最好接近人体生理要求。适宜的温度和湿度还有多种益处，如提高舒适性，改善气道功能，增加氧气分子弥散能力，提高氧疗效果，改善鼻腔黏膜中的血液循环，减少呼吸道痉挛，稀释痰液、促进分泌物排出，提高氧气利用率等。

另外，家庭氧疗时还应注意采用合适的氧流量或吸氧浓度、用氧频率、每日吸氧时间等。

误 65. 进行家庭疗养的氧气瓶可以在家中随意存放

？认知误区

氧气瓶就如同煤气罐一样，只要放在固定的地方、防止明火就可以，其他没什么需要注意的。

正解与忠告

家中存放氧气瓶时应该注意以下几点：

（1）氧气瓶周围不得有烟火，距离明火至少 5m，冬季距离暖气片也至少要 1m。

（2）在家中搬运氧气瓶时要注意千万不能撞击，以免引起爆炸。

（3）氧气瓶上面的氧气吸入器及瓶阀口上严禁涂油，也不能用带油工具如扳手拆卸瓶阀等，避免引起气瓶燃烧爆炸。

（4）为了安全起见，氧气瓶内的氧气不能用尽，要留有 5kPa 的氧气压力，防止因灰尘进入瓶内而发生爆炸。

（5）氧气瓶上应进行标记，以免混淆"满""空"的氧气瓶，也可防止氧气断供的情况发生。

误 66. 进行家庭氧疗时，可以随意选择吸氧方法

认知误区

在家中进行氧疗时，可以看心情随意选择吸氧方法，没有什么需要注意的。

正解与忠告

在家中吸氧时可选择鼻管吸氧法和面罩吸氧法。

（1）鼻塞和鼻导管吸氧法　这种吸氧方法设备简单、使用方便。

鼻塞法有单塞和双塞两种：单塞法吸气时只进氧气，故吸氧浓度较稳定；双塞法能同时呼吸空气，患者较舒适，但吸氧浓度不够稳定。鼻导管法吸氧浓度恒定，但时间长了患者会有不适感且管道易被分泌物堵塞。鼻塞、鼻导管吸氧法一般只适宜低流量供氧，若流量较大就会因流速和冲击力很大以致患者无法耐受，同时容易导致气道黏膜干燥。

（2）面罩吸氧法　分为开放式和密闭式两种。开放式面罩吸氧可无任何不适感。密闭面罩法适合较严重缺氧者，吸氧浓度可达40%~50%，感觉较舒适，无黏膜刺激及干吹感觉，但氧耗量较大，存在进食和排痰不便的缺点。

选择鼻管给氧时，应选择长短、大小适宜的鼻导管和鼻塞，氧气导管插入的深度为鼻尖到耳垂的 2/3 为宜；面罩给氧时，宜选择使用大小、松紧合适的面罩。双侧鼻管给氧是患者比较容易接受的方法，不需要再做固定。如果是鼻腔有炎症或鼻痂堵塞的患者，每天要给予抗感染治疗，并用生理盐水清洗鼻腔。

误 67. 患者进行家庭氧疗时，家属可以不用关注

？ 认知误区

患者只要按时在做家庭氧疗，家属就可以放心干自己的事情，不用关注患者。

正解与忠告·

由于慢阻肺患者必须坚持氧疗至少 6 个月，每天还必须吸氧 15 个小时以上才有良好的效果，所以，需要家属经常提醒监督。另外，患者在家中进行氧疗时，需要家属随时观察患者的脉搏和精神状态；要让患者吸氧时头部稍微后仰，有利于呼吸；还要经常观察吸氧管有无打折、扭曲等现象，保证吸氧的效果不打折扣。

除此之外，吸氧也需要讲究顺序，家属应检查患者是否做到。如开始吸氧前，先调节氧气流量，再连接鼻导管；停止用氧时，为防止大量气体吸入，应先分开鼻导管接头，关闭流量表上的小开关，再关闭气瓶大阀。确保患者全程有效、安全吸氧。

(误) 68. 正常人出现咳嗽、咳痰等症状时可自行服药治疗

(?)认知误区·

每年出现几个月的咳嗽、咳痰和气短等现象无须到医院及时检查，可自行服药治疗。

正解与忠告·

虽然部分呼吸系统疾病的早期症状不明显，但仍会有一些蛛丝马迹可循，如患者每年会出现几个月的咳嗽、咳痰现象，有不同程度的气短，或长期暴露于危险因素（如长期吸烟或在严重污染的环境中长期工作）。这些可能是慢阻肺的早期症状，也可能是慢性支

气管炎。但是，这些患者大都轻视这些症状，没有到医院及时检查。事实上，此阶段若能及时治疗和戒烟，则可避免或延缓慢性支气管炎发展为慢性阻塞性肺疾病。而一旦拖延下去，引起肺功能严重损害，治疗起来就会困难许多。

（误） 69. 慢阻肺长期综合治疗不能断根，并且用药容易引起各种副作用

（？）认知误区

一些患者认为慢性阻塞性肺疾病即使坚持治疗，也只是改善症状及避免病情恶化，并不能断根，因此不能积极配合治疗。而另一些患者对治疗的期望值过高，经过一段时间治疗后没有看到显著效果，便丧失治疗的信心。有些患者担心长期吸入和口服治疗药物会对人体产生副作用，因此拒绝长期的规范治疗，导致病情恶化，反复发作。

正解与忠告

我们反复强调，慢性阻塞性肺疾病是一种慢性疾病，目前尚无法根治，但临床上吸入治疗（长效支气管扩张剂和激素）可明显缓解患者的症状，预防以后的急性发作，延缓疾病的进展。因此，临床上要通过患者教育，让患者知道慢阻肺的这些特点，从而树立起准确、客观对待疾病的观念，既要知道疾病长期预后的事实，也要树立起战胜疾病的信心。慢阻肺是可防可治的！

并且，在治疗过程中，规范用药（例如吸入激素后多次漱口）、密切观察完全可以减轻及消除较为严重的长期用药的副作用。

⑩ 70. 慢性阻塞性肺疾病早期无须治疗，等症状明显时再用药不晚

❓ 认知误区·

慢性阻塞性肺疾病的早期只有轻度的咳嗽、咳痰等表现，对身体影响不大，不必太在意。等到真正严重时，再用药也不迟。

📖 正解与忠告·

慢性阻塞性肺疾病是一种慢性渐进性疾病，长期气道炎症导致的肺功能减退是不可逆的，一旦患上这种疾病，受损的肺功能将很难再恢复到正常水平。虽然在疾病的早期，患者症状较轻，但肺功能已经开始受损，如果放任不处理，日积月累，肺功能的受损会更严重，待症状明显时再处理，效果就会显著降低，且可能需要多种药物联合应用。

所以，广大患者一定要有及早就诊的意识，不能延误治疗。早期规律的药物治疗可以预防急慢性阻塞性肺疾病加重，减少其发作频次，延缓肺功能下降的速度，从而延缓疾病进展，不仅少花钱，而且效果好。对慢性阻塞性肺疾病患者来说，遵从医嘱并坚持长期规范治疗至关重要。而一旦出现急性加重症状，更需及早就医治疗。

误 71. 慢阻肺患者病情稳定后可继续吸烟

？ 认知误区

"有的人一辈子吸烟，身体照样很健康。"有些慢性阻塞性肺疾病患者总认为专家们夸大了吸烟的危害。有些患者则认为，在住院期间可以戒烟，但病情稳定出院后，可继续吸烟，只要减量就行。

正解与忠告

长期吸烟会引起气道壁慢性炎症，改变气道壁的正常结构，阻碍肺部正常的通气功能，诱发慢性阻塞性肺疾病的发生，导致患者出现咳嗽、咳痰、气促等表现，而且疾病的严重程度与吸烟的量及其时间长短有明显的关系。部分患者在急性加重期暂时停止吸烟，经治疗好转出院后则继续吸烟，这其实是一种自欺欺人的戒烟行为。

尤其值得注意的是，直接吸烟会导致慢性呼吸道疾病，被动吸烟也是导致慢性呼吸道疾病的元凶。抽烟时喷出的烟雾可散发出超过 4000 种气体和粒子物质，这些物质大部分都是很强烈的刺激物，对呼吸道的危害极大，不仅可导致常见的慢性支气管炎、哮喘、心脑血管病等，还会明显提高肺癌的发病风险。所以，早期彻底戒烟对于预防包括慢阻肺在内的多种疾病都有重要的临床意义。

72. 突然戒烟会破坏身体的平衡，对身体不利

认知误区

"清晨一支烟，精神好一天""饭后一支烟，赛过活神仙"……有些烟民认为，多年吸烟后，他们的机体已然适应了卷烟中的有害物质，如果戒烟了，反而会因为体内缺少这些有害物质而生病或死亡。

正解与忠告

这种理论百分之百是错误而荒谬的，世界上迄今为止还没有发现一个因戒烟而直接导致死亡的病例。现实生活中，确实发生过戒烟后不久便死亡的案例，究其原因多种多样，但死亡现象只是一种巧合，绝非是戒烟直接引起的。

吸烟将严重伤害烟民的呼吸系统及心肺功能，使人的体力及劳动耐力明显下降。是的，睁开睡眼，抽一支烟，将一夜新陈代谢后血液中降下来的尼古丁浓度"弥补"上来，对于吸烟者来说，精神确实可"为之一振"。殊不知，经过了一个晚上，房间里的空气还未曾流通，甚至是污浊的，此时烟雾又被重新吸进休整了一晚上的肺中，其危害不言而喻。另外，早晨吸烟，烟气更会刺激支气管分泌液体，久而久之就会引起慢性支气管炎，最终对肺脏功能造成损害，导致慢性阻塞性肺疾病的发生。

研究表明，吸烟也是慢性阻塞性肺疾病患者的主要死亡原因。戒烟可以改善慢性阻塞性肺疾病患者的预后，也是慢性阻塞性肺疾病的一个重要治疗措施。目前各大医院均已开设戒烟门诊，通过行为干预和药物帮助，可以帮助患者减轻戒断症状，提高戒烟成功率。

(误) 73. 慢性阻塞性肺疾病患者不宜运动

❓ 认知误区

慢性阻塞性肺疾病患者本来就已经呼吸困难、气力不足，如果再运动，必然会加重呼吸困难，所以肯定不能运动。

A⁺ 正解与忠告

其实，慢阻肺患者只有坚持锻炼，才能增进体能，而体能一增加，呼吸困难就会减轻。目前，慢性阻塞性肺疾病的治疗模式主要是药物治疗和非药物治疗。药物治疗必须按照规范的流程，在专业医生的指导下进行。同时，非药物治疗也很重要，而运动康复更不可忽视。慢性阻塞性肺疾病患者不论病情程度如何，都应该开展康复治疗。

慢性阻塞性肺疾病患者应该适当锻炼，以提高组织器官对缺氧的耐受性。但晨练并不可取，清晨大气相对静止，各种废气不易扩散，是一天中空气污染较严重的时段。特别是到了上午 8 时左右的早高峰时段，空气的污染达到顶峰。上午 10 时左右，温度适宜，空气扩散良好，适合外出活动。慢阻肺患者锻炼时不能强度过大，以免加重患者症状。另外，慢阻肺急性加重期不宜进行锻炼。

老年慢性阻塞性肺疾病患者最佳的锻炼方式就是走路，每天至少要坚持早晚各走 15 分钟。走路困难的患者可做"快吸慢呼"的呼吸操，延长呼气的过程，使呼吸肌得到锻炼。即尽快地吸气，然后慢慢地呼出去，这是改善慢性阻塞性肺疾病最常用的办法。

误 74. 慢性阻塞性肺疾病急性加重难以预防

? 认知误区

慢性阻塞性肺疾病患者遇季节交替，尤其是秋冬时就急性发作，难以预防，只能任其发生发展，没有特效药。

正解与忠告

慢性阻塞性肺疾病急性加重常常有一定的诱因，避免这些诱发的危险因素就可以预防慢阻肺急性加重。临床上常用的预防方法包括：提高机体抵抗力，远离感冒及流感患者，防止感冒及其他疾病感染。气温下降时，室内空气流通较差，要注意室内通风。在外娱乐休闲（比如逛商场、唱卡拉OK或打牌）时，要避免长时间待在被烟雾充满的房间和空气被污染的空间。慢性阻塞性肺疾病患者应及时注射流感疫苗及肺炎疫苗。口服泛福舒（细菌溶解产物）可有效预防慢性阻塞性肺疾病急性发作。

误 75. 室外工作环境中的粉尘对身体损伤不大

? 认知误区

有些慢性阻塞性肺疾病患者认为，虽然他的工作环境中有粉尘，但因为在室外，所以对身体损伤不大。

正解与忠告

慢性阻塞性肺疾病是一种常见的慢性呼吸系统疾病，与人们熟知的尘肺病不同，它与有害气体及有害颗粒物的异常炎症反应有关，是由职业粉尘烟雾暴露、吸烟等原因引起的气道狭窄和／或肺气肿等结构改变，导致呼吸气流受阻。患者常感到呼吸费力或透不上气，并伴有咳嗽、咳痰和呼吸短促等症状。

空气中的化学气体如氯、氧化氮、二氧化硫等，对支气管黏膜有刺激和细胞毒性作用；空气中的烟尘或二氧化硫明显增加时，慢性阻塞性肺疾病患者急性发作显著增多；其他粉尘（如二氧化硅、煤尘、棉尘、蔗尘等）也刺激支气管黏膜，使气道清除功能遭受损害，为细菌入侵创造条件。需要指出的是，空气污染还包括室内的空气污染，主要与室内有机燃料产生的污染相关，并与吸烟具有协同作用。

误 76. 慢性阻塞性肺疾病患者不需要特别注意饮食营养

认知误区

慢性阻塞性肺疾病患者规律使用药物治疗即可，不需要特别注意饮食营养。

正解与忠告

慢性阻塞性肺疾病患者每日饮食摄入的热能应在2500kcal以上，可一日多餐，避免每餐吃得过饱，即少量多餐，提高总热量。除普通谷米、面食外,需增加含蛋白质的食物,如牛奶、鸡蛋和瘦肉的摄入,每日可喝 1~2 杯牛奶, 吃 1~2 个鸡蛋和 100~150g 瘦肉。另外, 维生素 B 和维生素 C 可提高机体代谢能力, 增进食欲, 维护肺部及血管等组织功能;维生素 A 和维生素 E 可改善肺部防御功能, 这些维生素在各种新鲜水果和蔬菜中含量丰富。因此, 每日饮食中不可缺少新鲜蔬菜, 如白菜、萝卜、西红柿、黄瓜、茄子、菠菜等;饭后可再吃一些新鲜水果, 如苹果、香蕉、梨、橘子等。慢性阻塞性肺疾病患者, 一般不需要忌口, 任何有营养的食物都可以吃,但切忌饮酒。

误 77. 慢阻肺患者常有气短,不能进行康复锻炼

？认知误区

慢阻肺本身就有气短等不适, 康复锻炼后会加重气短, 不适合康复锻炼。

A+ 正解与忠告

经常进行康复锻炼对预防和治疗慢阻肺有很好的作用。体育活动能提高患者的免疫能力, 改善呼吸功能, 起到预防疾病的目的。结合家里的条件, 选择适宜自己的锻炼方式, 如散步、游泳、打太极拳、做体操, 特别是结合肺康复, 如缩唇呼吸、腹式呼吸、呼吸操, 可以明显地改善呼吸。体育活动应在不引起疲劳和呼吸困难的情况下进行, 在出现严重呼吸困难和疲劳之前就应休息。当出现明显气短时, 可通过缓慢、充分的呼气来缓解。慢阻肺急性加重期患者暂

不宜进行体育锻炼,可在病情得到控制、体力有所恢复时再开始锻炼。锻炼应循序渐进,逐渐增加活动量。

⑤ 78. 慢阻肺不会致命

❓ 认知误区

慢性阻塞性肺疾病是一种慢性疾病,不像恶性肿瘤,不会致命,维持住就行。

A+ 正解 与 忠告

慢阻肺因其病名中有一个"慢"字,常被人们误解,很多人都奇怪慢性病怎么会突然丧命呢?慢阻肺有其特点,目前临床上尚不能根治,它可以引起呼吸衰竭、肺源性心脏病/心功能衰竭等危及生命的并发症,若不及时有效地治疗这些并发症可导致患者死亡。另外,慢阻肺是一种慢性病,患者反复病情急性加重、胃肠道吸收功能差、消耗大可导致患者晚期出现恶病质,使患者抵抗力明显降低,很容易并发各种致命性感染。因此,我们要准确认识慢阻肺的本质,重视它,早期诊断、早期治疗,延缓病情的恶化。

⑤ 79. 慢阻肺患者无须复查

❓ 认知误区

慢性阻塞性肺疾病诊断明确,无须定期复查。

A+ 正解与忠告·

慢阻肺患者应该定期到医院进行复查,特别是进行肺功能测定,它是诊断慢阻肺的金标准。受检者只需按照指令对着肺功能仪吹几口气,就能客观评价气道受阻塞程度,从而了解肺功能的变化情况,观察治疗效果。另外,慢性阻塞性肺疾病患者也要定期复查胸部 CT,以了解有无肺气肿、肺大疱及其变化情况。慢阻肺患者在长期过程中可以反复发生呼吸道感染,诱发急性加重,患者常表现出诸如发热、咳嗽、脓痰和气促加重等症状,应该及时就医,这时医生常常会让患者做很多相关的检查,如血常规、肝肾功、血气分析、痰涂片及培养等,以明确诱发疾病加重的原因,并指导药物的选择及治疗,最大限度地减缓肺功能的下降。这些反复的检测都是必需和必要的,患者应该积极配合医生进行检查。

(误) 80. 慢性阻塞性肺疾病是传染病

? 认知误区·

慢性阻塞性肺疾病是传染病,会传染给周围接触的人群,很多人都不敢和慢阻肺患者说话,担心自己因此被传染。

A+ 正解与忠告·

慢阻肺是一种常见的慢性呼吸系统疾病,主要表现为长期慢性咳嗽、咳痰,或伴气喘,多见于老年人,在秋冬季节容易加重。有人担心慢阻肺会传染,其实这种观点是不正确的。慢阻肺本身不是传染病，因为它没有传染病的基本特征，即传染源、传播途径、易感人群，因此它不会传染。

但慢阻肺患者因为全身及局部抵抗力降低，容易发生各种类型的呼吸道感染，特别是伴有铜绿假单胞菌、克雷伯杆菌、金黄色葡萄球菌等毒力较强且容易耐药的细菌感染时，患者的痰中会带有这些细菌。当患者将痰排出时也将这些细菌排出，形成气溶胶而污染周围的空气环境，这对机体抵抗力较弱的人是一种威胁。这类人群接触污染物后就容易感染这种细菌，但不能因此认为慢阻肺本身会传染。

误 81. 慢阻肺患者就诊、复诊一定要选择有权威的大医院、名专家

？认知误区

慢阻肺发病机制复杂，复诊时一定要选择大医院名专家，有权威性，结果才可靠。

正解与忠告

与有些患者对慢阻肺早期症状的"怠慢"相比，有些患者又"过分重视"。比如，有的患者已经被确诊为慢阻肺，但即使是在平缓期，每次开药都要去大医院找专家，结果不仅等待时间长，也使病情严重或复杂的患者不能得到及时治疗，造成医疗资源浪费。其实，慢阻肺患者并非每次就诊都要到大医院，除了病情严重复杂的患者，

大部分慢阻肺患者在大医院确定诊断治疗方案后，在经过三甲医院培训的社区医生那里开药即可。慢阻肺已经有标准的治疗指南，大医院对社区医生进行教育培训后，社区医生都能掌握一般的治疗方法。这既能够帮助大医院形成长期跟踪回访机制，又能解决患者在大医院挂号、排队、拿药等流程浪费大量时间的问题。

误 82. 慢阻肺患者不需要知道疾病的太多情况

❓ 认知误区

慢阻肺患者本身不需要了解太多的疾病信息，每次病情有什么变化及时看医生就可以。

A⁺ 正解与忠告

这种想法和认识是不正确的。慢阻肺是一种慢性疾病，需要终身治疗。很多患者对这种疾病了解少，甚至有错误的观点，导致不能准确地使用治疗药物、间断治疗、随意改变药物治疗剂量等，这些不规范或错误的做法常导致疾病的治疗效果差，不能很好地控制病情。

临床医务工作者要定期对患者进行教育，让患者知晓疾病的基本知识，更好地配合治疗，提高治疗依从性，改善患者的预后。现在很多医院及社区定期举办疾病的宣教活动，患者及其家属应该积极参与。

误 83. 宁用口服药，不用吸入药

❓ 认知误区

口服药很方便，随身携带，随时服用；吸入药讲究比较多，太麻烦了，少用为妙。

正解与忠告

虽然口服药和吸入药都可治疗慢阻肺，但口服药因其便捷性而更受欢迎。其实，随着药物研发技术的提升，药物的吸入方法也逐渐简化。众多研究显示，吸入药的副作用没口服药大，疗效却较口服药好。基于此，患者应在医生指导下，选择合适的药物，学会正确的服药方法并坚持服药，不要因固有观念而拒绝疗效更好的药，最终影响了治疗效果。

误 84. 吸入激素不能长期使用

❓ 认知误区

吸入激素治疗慢阻肺的副作用很大，只能偶尔使用，不能长期用。

正解与忠告

吸入激素与口服激素不同，激素经口吸入时进入气道和肺组织，药物可直达病变部位，不仅药物的副作用小，而且疗效大大增加。并且，吸入激素治疗慢阻肺是全球慢阻肺防治指南推荐使用的，不

但可以控制病情，还能预防急性加重，在临床上已经得到了广泛的应用，被证实是安全可靠的。

而口服或注射药物，虽然也会对气道和肺部产生治疗作用，但会同时影响气道和肺脏以外的其他器官（如心脏、肝脏等）以及神经系统。所以，相对吸入药物来说，口服药物长期治疗的不良反应更为多见。

误 85. 不同药物的吸入方法大同小异

？认知误区

只要是治疗慢阻肺的药物，吸入的方法都差不多。

正解与忠告

不同的药物具有不同的吸入装置，使用方法也相差较大，如果使用统一的吸入方法，极有可能因吸入技术掌握不到位，影响最终的治疗效果。

误 86. 慢阻肺患者出院后便万事大吉

？认知误区

慢阻肺患者出院后就可以像往常一样，没有顾忌了。

正解与忠告

慢阻肺患者出院时，仅仅是急性发作得到缓解，再次进入稳定期。如果不及时开展稳定期治疗，不久之后患者便可能再次急性加重。而每一次急性加重，都会使病情进一步恶化，很难恢复过往稳定期的水平。因此，稳定期的科学管理对慢阻肺患者尤为重要。

预防慢阻肺急性加重的办法一般有以下几点：

（1）禁烟以及戒烟　禁烟以及戒烟对慢阻肺患者来说非常重要。不但患者本人不能吸烟，而且患者家中的其他成员也应戒烟，如果戒不掉，也不要在患者的房间里吸烟，以保证患者居住的环境空气清新。其他刺激性气体，如厨房的油烟，也要避免接触。

（2）防止感冒　慢阻肺在气候突然变冷的时候容易发作，此外身体过度劳累、烟尘刺激等情况也容易诱发。由于慢阻肺患者几乎都是老年人，身体的抵抗力差，很容易受到这些外界因素的影响。因此，要保持居住环境通气良好，阳光充足，没有刺激性气体、烟雾、粉尘的污染。在严冬季节或气候突然变冷的时候，要注意保暖，及时增加衣服，室内温度要保持相对稳定，过冷、过热对慢阻肺患者都是不利的。寒冷季节尽量不要外出，如必须外出，一定要穿暖，朝夕戴口罩，避免受凉。

（3）经常进行体育锻炼　经常进行体育锻炼对预防慢阻肺急性发作有很好的作用。体育活动能提高患者的免疫能力，改善呼吸功能。经常进行腹式呼吸锻炼可以明显地改善呼吸，平常散步、打太极拳对身体也有好处。锻炼应循序渐进，逐渐增加活动量。慢阻肺患者对寒冷刺激很敏感，因此，当气候寒冷时应避免室外活动，可在室内锻炼。但是应该认识到，体育锻炼不是万能的，不能取代药物治疗。如果咳嗽频繁发作、痰量增加，就要及时去看医生。及早控制呼吸系统的感染也是预防肺心病的重要措施。

误 87. 慢阻肺只会伤及肺脏

？ 认知误区

慢阻肺是呼吸系统疾病，所以只会危害肺脏健康，对其他器官并无明显影响。

正解与忠告

慢阻肺的常见症状是咳嗽、咳痰、气短等，但长期的慢阻肺不仅伤及肺脏，还会造成一系列的全身不良反应，如食欲缺乏、营养不良、变瘦、骨质疏松、抑郁症等，其他比较严重的并发症如下：

（1）慢性肺源性心脏病和右心衰竭　低氧血症和二氧化碳潴留以及肺泡毛细血管床破坏等，均可引起肺动脉高压。在心功能代偿期，并无右心衰竭表现。当呼吸系统病变进一步加重，肺动脉压显著增高，心脏负荷加重，加上心肌缺氧和代谢障碍等因素，可诱发右心衰竭。

（2）睡眠呼吸障碍　慢阻肺患者睡眠时通气降低较为明显。尤其当患者清醒状态下动脉血氧分压已经低至 8.0kPa(60mmHg) 左右时，睡眠中会进一步降低，就更为危险。患者睡眠质量降低，可出现心律不齐和肺动脉高压等。

88. 慢阻肺患者需要经常服用抗生素消炎

认知误区

经常咳嗽咳痰说明身体有炎症，就应该随身携带抗生素。

正解与忠告

抗生素有消灭引发炎症的微生物的作用。如果没有咳黄痰的现象，说明没有炎症，就不要吃抗生素。滥用抗生素容易让身体产生耐药性，对身体有害。如果确是病情所需，也一定要遵医嘱服药，切忌滥用。

89. 慢阻肺患者可以随意吃水果和蔬菜

认知误区

水果、蔬菜对人体健康有益，慢阻肺患者可以随意吃，不限量。

正解与忠告

慢阻肺患者可以选择摄入高纤维素和高维生素的水果或蔬菜，如西红柿、花菜和胡萝卜等蔬菜，橘子和猕猴桃等水果。需要注意的是，部分慢阻肺患者经常会合并一些其他疾病，饮食方面尤其要注意。如合并糖尿病的慢阻肺患者就不适合食用高糖分水果。

(误) 90. 慢阻肺患者只能依靠药物排痰

(?) 认知误区

慢阻肺患者咳痰是一个比较常见的临床症状，只需要按部就班进行药物治疗，就能进行排痰。

正解 与 忠告

慢阻肺患者急性期的痰往往是感染造成的，尤其是出现黄痰或痰量增多的时候，需要特别注意控制感染。在缓解期的时候，患者气道黏膜还会存在一些炎症，容易出现白色黏痰，可通过黏痰溶解剂排痰，也可以采用排痰机、排痰法进行功能锻炼，从而促进痰液排出。

(误) 91. 慢阻肺患者能躺着就不坐着

(?) 认知误区

慢阻肺患者容易有气短的情况，需要时常卧床休息。

正解 与 忠告

慢阻肺患者坐着更好。一方面是因为慢阻肺患者往往有肺气肿，导致桶状胸，患者会有胀满的感觉，当采取坐位的时候，膈肌会自然下垂，胸腔会稍微大一些，呼吸会更加通畅。另一方面是因为坐着的时候，排痰能力会更好。

(误) 92. 慢阻肺不会引起胸痛

(?) 认知误区

慢阻肺是呼吸系统疾病，不会出现胸痛的症状。

A+ 正解与忠告

慢阻肺患者在以下情况时会出现胸痛：

（1）患者严重气喘或剧烈咳嗽时，会牵拉胸廓，从而出现胸痛。

（2）慢阻肺患者的肺部经常留有后遗症，如纤维条缩影，当和胸膜粘连在一起时，容易引起牵拉，出现胸痛。

（3）如果炎症或胸腔积液等刺激了胸膜，也容易出现胸痛。

(误) 93. 拔罐对慢阻肺治疗没有什么帮助

(?) 认知误区

拔罐是帮助人体去除湿气，而慢阻肺是呼吸系统疾病，所以没有什么疗效。

A+ 正解与忠告

拔罐可以将体内的湿气和毒气拔出，缓解湿疹症状。有全身酸痛、乏力的慢阻肺患者，可以采用拔罐方式排出湿气、毒气，促进经络传导，缓解症状。